第一線で活躍する

教える

夜間頻尿

朝までぐっすり！

自宅ケアBOOK

主婦と生活社

はじめに

夜トイレに起きる「夜間頻尿」は、睡眠不足などによって大きくQOL（生活の質）を下げる困窮度の高い病気で、排尿に関する悩みの中で一番人数が多いと言われています。夜間、寝ぼけまなこで起きることになり、転倒による骨折などで寝たきりになる危険性も高いとされ、生存率にも影響すると考えられています。

夜間頻尿を引き起こしている原因は単純ではありません。とくにシニア世代はさまざまな原因が複雑に絡み合っていて、専門領域の違う医師による診断が必要なこともあります。

このように夜間頻尿はやっかいな病気で、これまであまりいい治療法がなかったという側面もあり、「もう年だから仕方ない」とあきらめて我慢している人もいるかもしれません。

ところが最近、いろいろな知見が蓄積されたり、効果的な薬が登場したことで、2020年に「夜間頻尿診療ガイドライン」が改訂されました。最初のガイドラインは2009年の発刊なので、11年を経ての改訂となりました。

夜間頻尿の治療としては、これまでは「過活動膀胱《ぼうこう》」や「前立腺肥大症」に対する薬が出されていたケースもあったかもしれません。しかし、**シニアに多いのは夜間の尿量が増える「夜間多尿」というタイプで、改訂されたガイドラインではこれに対しては、薬ではなく、**

行動療法（セルフケア）を最初に行うべき治療として推奨しています。

薬による治療では、多くの薬を服用する「多剤併用」による副作用なども社会問題となっていますので、その点でもセルフケアを実践して、自分自身で健康維持をはかるのはこれからの時代、とても大切なことと考えられます。

また、新型コロナウイルス感染症流行の影響で、以前に比べると外出する機会も減り、病院にも行きにくくなっているかもしれません。本書には「医者にかかる前に知っておくべきこと」、「やっておくべきこと」が紹介されているので、ぜひ活用してほしいと思います。

本書は、最新のガイドラインをベースにしつつ、**夜間頻尿治療の最前線で患者さんたちに寄り添いながら活躍する専門医の方々のベストアンサーを集めた本**です。夜間頻尿のさまざまな悩みに、懇切丁寧に回答するスタイルになっていて、これほど夜間頻尿の悩みに真正面から向き合った一般向けの本は、これまでなかったと思います。

この本が夜間頻尿に困っている人の疑問や不安を少しでも解消して、健やかなで快適な暮らしに役立つことを、回答者の代表として心から願っています。

「夜間頻尿診療ガイドライン　第2版」作成委員長
国立長寿医療研究センター泌尿器外科部長
吉田正貴

回答者の先生方（敬称略）

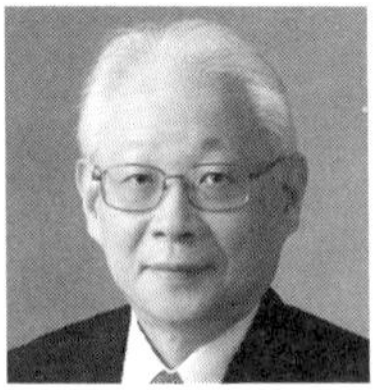

国立長寿医療研究センター泌尿器外科部長

吉田正貴

国立長寿医療研究センター副院長、日本排尿機能学会代議員。「夜間頻尿診療ガイドライン　第２版」の作成委員長を務めた。

回答したQ&A 1～8、10～19、21、59、60、94、97～103

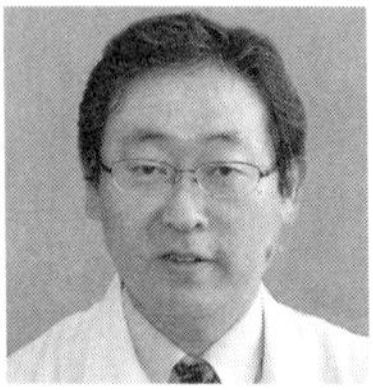

宮津武田病院長

曽根淳史

日本排尿機能学会代議員、日本泌尿器科学会指導医。長年にわたり、夜間頻尿に対する弾性ストッキングなどの行動療法を臨床研究している。

回答したQ&A 22～35、37、38、45

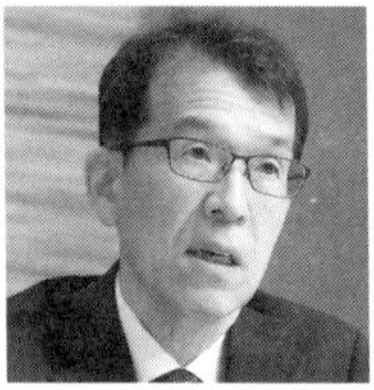

福井大学医学部
器官制御医学泌尿器科学講座教授

横山 修

日本排尿機能学会理事、日本泌尿器科学会指導医。「夜間頻尿診療ガイドライン　第２版」の作成委員を務めた。

回答したQ&A 40～44、46～48、53～56、83～89

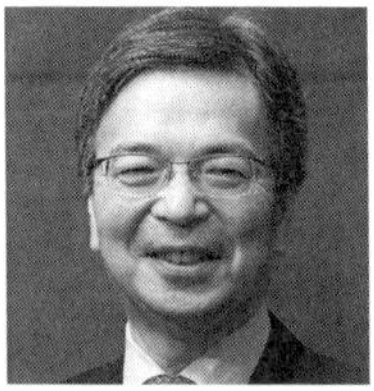

日本大学医学部泌尿器科学分野主任教授

髙橋 悟

日本泌尿器科学会理事、日本排尿機能学会事務局長。「夜間頻尿診療ガイドライン　第２版」の作成副委員長を務めた。

回答したQ&A 20、63～71、74～78、80～82

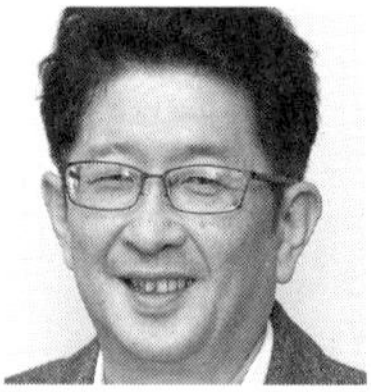

鹿児島大学大学院医歯学総合研究科
心臓血管・高血圧内科学教授

大石 充

日本循環器学会理事、日本高血圧学会理事。「夜間頻尿診療ガイドライン　第２版」の作成委員を務めた。

回答したQ&A 49～52、90～92

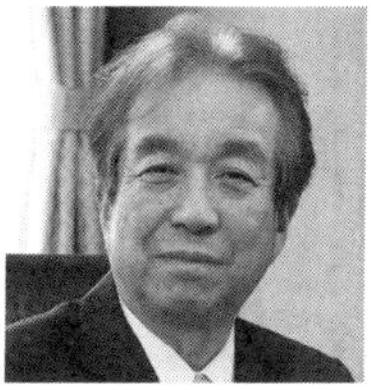

久留米大学学長

内村直尚

日本睡眠学会理事。「夜間頻尿診療ガイドライン第２版」の作成委員を務めた。

回答したQ＆A 9、39、61、62、72、73、79、93、104

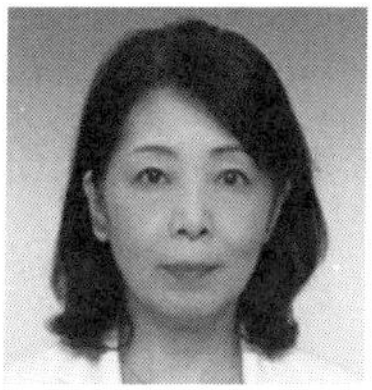

東京女子医科大学東医療センター
骨盤底機能再建診療部泌尿器科教授

巴ひかる

日本排尿機能学会理事、日本泌尿器科学会指導医。

回答したQ＆A 57、58

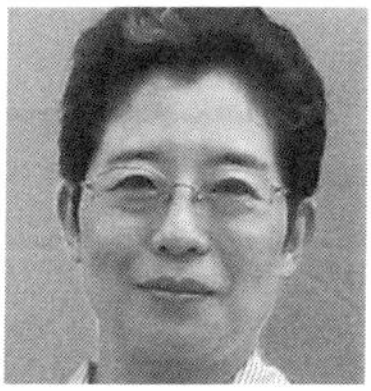

東京都健康長寿医療センター研究所
自律神経機能研究

堀田晴美

日本自律神経学会理事。自律神経系の活動をコントロールする方法を長年にわたって研究している。

回答したQ＆A 36

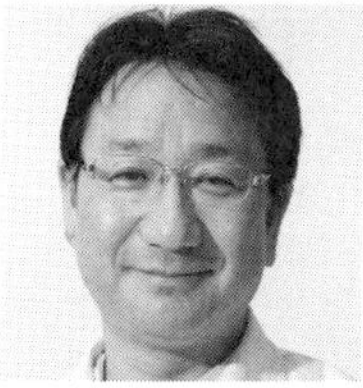

東京都健康長寿医療センター
泌尿器科部長

粕谷 豊

日本泌尿器科学会指導医、日本老年泌尿器科学会評議員。

回答したQ＆A 36

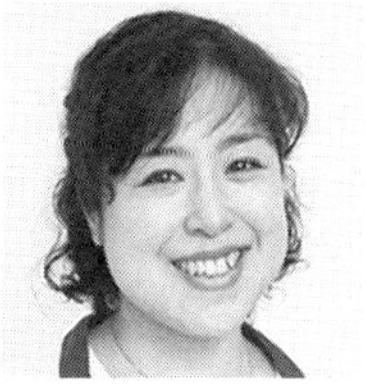

管理栄養士

金丸絵里加

料理研究家、フードコーディネーター。NHK「きょうの健康」のレシピシリーズも多数監修。

回答したQ＆A 95、96

目次

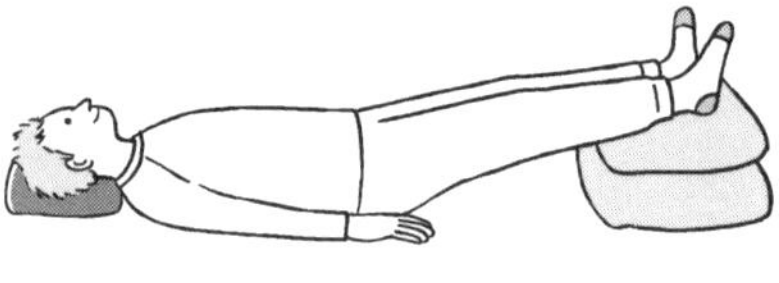

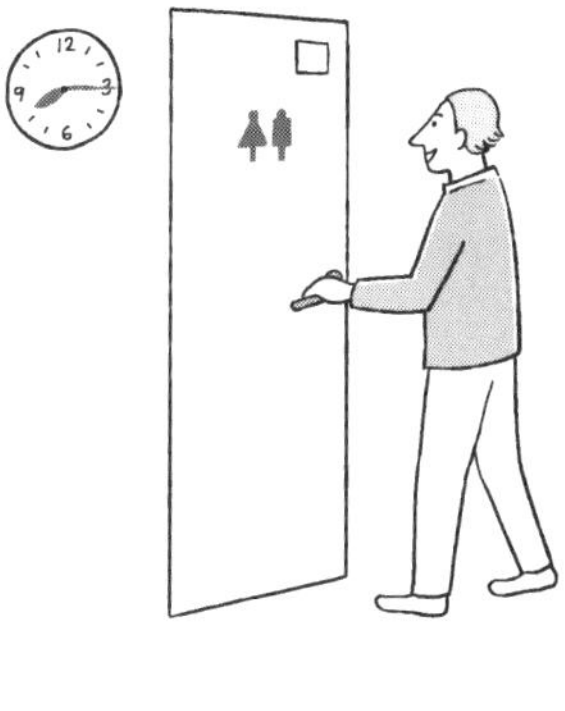

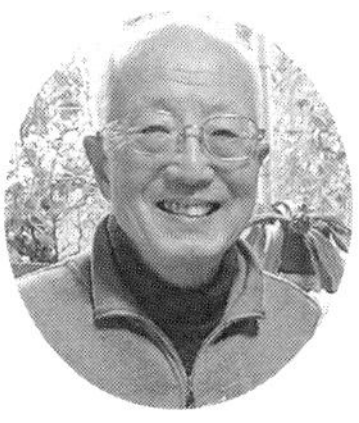

第1章

Q「夜のトイレ」は何回から病気？
A 治療が必要かどうかは、回数以外のことも重要です。

～病気・症状についての疑問21～

第2章

Q 病院に行かずに治るって本当？
A 薬ではなく、セルフケアで改善するタイプがあります。

～セルフケアについての疑問18～

第3章

Q なんで夜中トイレに起きちゃう？
A 原因は人によって違い、じつにさまざまです。

〜原因についての疑問23〜

第4章

病院に行くと、どんな話を聞かれる？
夜間頻尿以外にも尿の悩みがあるかは、必ず聞きます。
～診察・診断についての疑問11～

第5章

Q 私の夜間頻尿、どうすれば治る？
A 病気が関係しているなら、まずそれを治療します。

～治療についての疑問9～

第6章

Q いつものんでる薬がいけないって本当？
A 他の病気の治療薬で、夜間頻尿になる場合もあります。

～薬についての疑問11～

第7章

Q お風呂に入るおすすめの時間は？
A 寝る直前ではなく、夕方がおすすめです。

～日常生活についての疑問11～

「夜間頻尿」のセルフチェックシート

夜、トイレに起きてつらい。そんなあなたが今すぐしたほうがいいことは、効果的なセルフケアか、それとも病院に行くべきか？　とるべき対策が簡単にわかります。

START

夜トイレに起きることの他に、下のいずれかの症状がありますか？

◎血尿が出る
◎下腹部や泌尿器に痛みや不快感がある

- いいえ → 次の質問へ
- はい → 「あなたの夜間頻尿は医師による診察が必要です。」へ

朝起きてから寝るまでに８回以上トイレに行きますか？

- いいえ → 次ページへ
- はい → 次の質問へ

１日に1.5ℓ以上の水分（お茶やお酒を含む。食事に含まれる分は除く）をとっていますか？

- いいえ → 次ページへ
- はい → 「水分のとりすぎの可能性があります。」へ

水分のとりすぎの可能性があります。

「**体重×20～25㎖**」に減らして様子を見てください。
（詳しくは**P101**へ）

あなたの夜間頻尿は医師による診察が必要です。

病院の泌尿器科を受診することをおすすめします。

以下のどれかに該当しますか？

◎夜トイレに３回以上起きて、昼と同じくらいの量の尿が出ている
◎夕方になるとすねのあたりがむくみ、夜間に排尿して、朝になるとむくみがとれている
◎排尿日誌をつけたら「夜間多尿」だった（詳しくは**P58～64**へ）

はい　いいえ

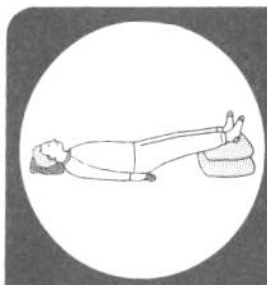

あなたの夜間頻尿には「セルフケア」が効果的です！

P20～27のセルフケアをぜひ試してみてください。（おすすめする理由は**P66～67**をご覧ください）

突然、我慢できないくらいの強い尿意が起こることが週１回以上ありますか？

はい　いいえ

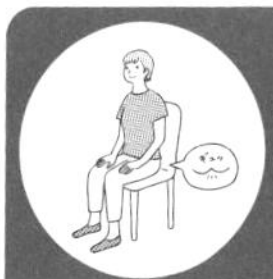

あなたの夜間頻尿には「セルフケア」が効果的です！

P28～32のセルフケアをぜひ試してみてください。（おすすめする理由は**P86～89**をご覧ください）

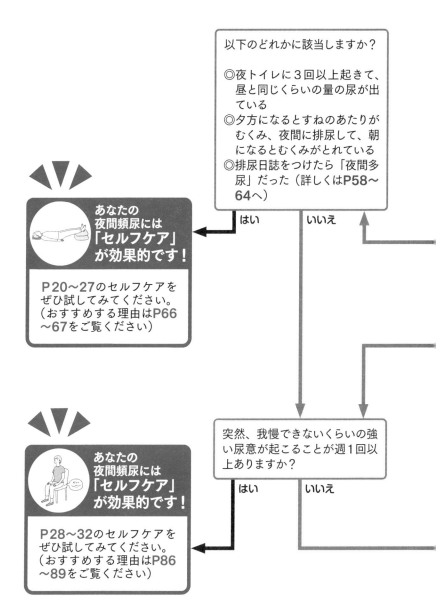

＼実際に試してみました！／

セルフケアで夜間頻尿が改善した喜びの声！

夜トイレに3～4回起きていたのが、実践した初日から1～2回に減ったんです！まさかこんなにすぐ効果が出るとは驚きました。

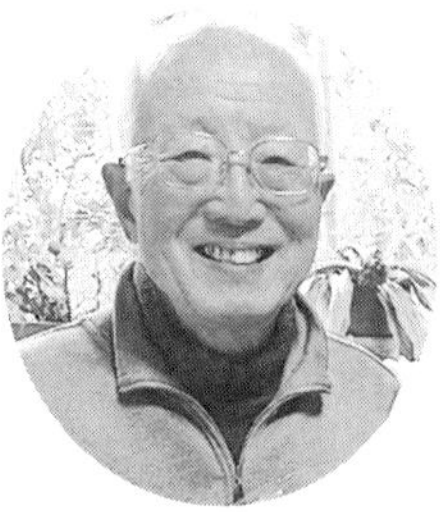

石川県・端河潔さん（81歳）

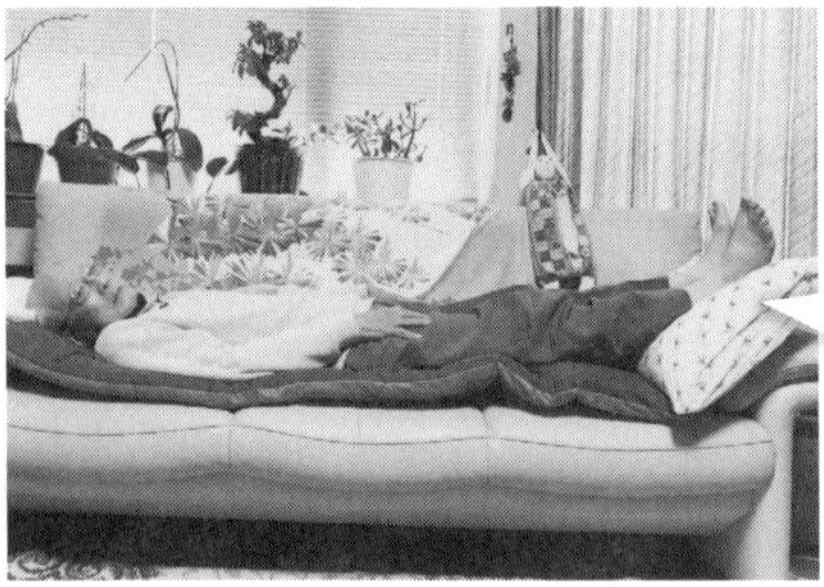

このセルフケアはただソファに横になっていればいいので、81歳の私にも簡単にできて、長続きしそうです！

P33～35で、端河さんの詳しい改善エピソードを紹介しています！

夜間頻尿の
専門医が
自信をもって
オススメ！

薬いらず、医者いらず！
夜、トイレに起きないための簡単セルフケア

夜間頻尿には、薬を使わず、副作用の少ない改善法があります。P16～17のチェックシートで「セルフケアが効果的」に該当した人はぜひ、次ページから紹介しているセルフケアを試してみてください。専門医が患者さんに指導している自宅でできる方法なので、自信をもってオススメします！

夕方の足上げ

日中に下半身にたまった水分を、寝る前に尿として出すためのセルフケアです。

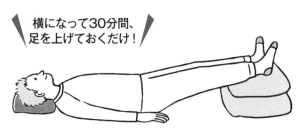

1 夕方に、足の下にクッションなどのやわらかいものを置いて、足をその上にのせる。足を上げる高さは、30分行っても腰などに負担を感じない程度の高さにする。

2 30分間、そのままの姿勢をキープする。夜眠れなくならないよう、足上げ中は眠らないようにする。

※腰や股関節、膝などに痛みがある人は、高さや時間を調整するなど、無理のない範囲で行うようにしてください。

監修◎宮津武田病院院長　曽根淳史医師

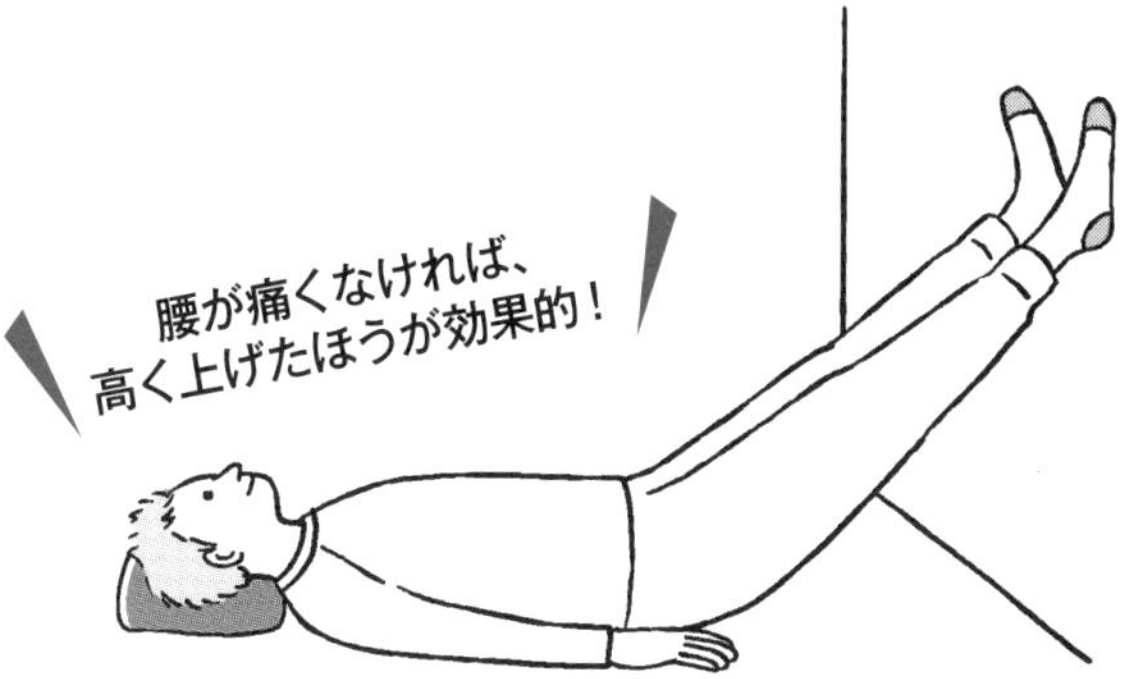
腰が痛くなければ、
高く上げたほうが効果的！

足を高く上げても痛くない場合は、高いほうが水分が戻りやすくて効果的なので、無理のない高さまで足を上げ、2を行う。

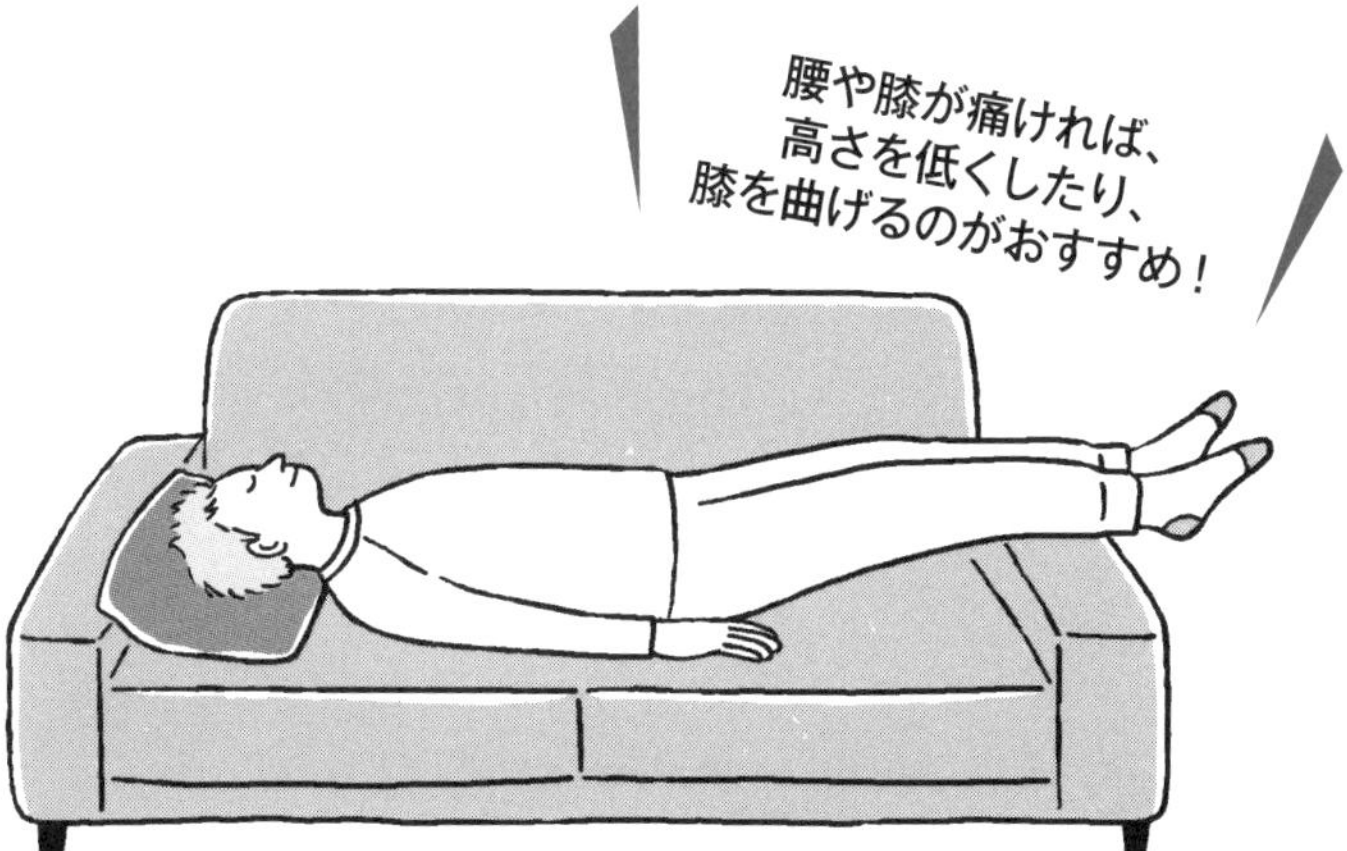
腰や膝が痛ければ、
高さを低くしたり、
膝を曲げるのがおすすめ！

足を上げると腰や膝、股関節などに痛みが出る場合は、10センチ程度の高さにしたり、膝を曲げるなど、痛くない姿勢にして、2を行う。

「夕方の足上げ」のさらに詳しい説明はQ24をお読みください。

弾性ストッキング

下半身に水分がたまらないようにするための、締め付ける力の強いストッキングです。

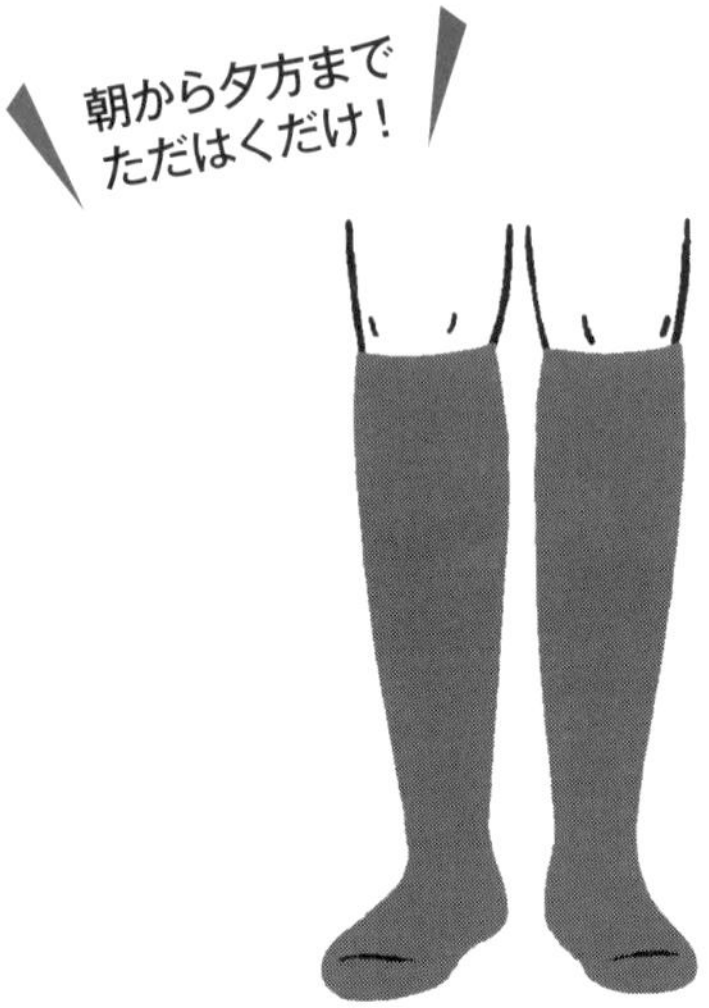

1 病院やドラッグストアで弾性ストッキングを購入し(→Q28)、朝起きたらすぐ着用する。ストッキングの中に手を入れて、かかとの部分をつまんで引っ張り出し、裏返しにしてからはくとはきやすい。

2 できたら夕方まではき続ける。夜もはき続けると血流の循環を悪くすることがあるので、夕方には脱ぐようにする。

※ストッキングの圧力が強すぎて痛みなどを感じる場合は、無理せずに、少し大きめのサイズにするか、はく時間を短くしてください。

※むくみが熱をもっていたり、左右の足でむくみ方が大きく違っている場合ははかずに、医師に相談してください。また、糖尿病などの持病がある人も注意が必要なので、まずはかかりつけ医に相談を。

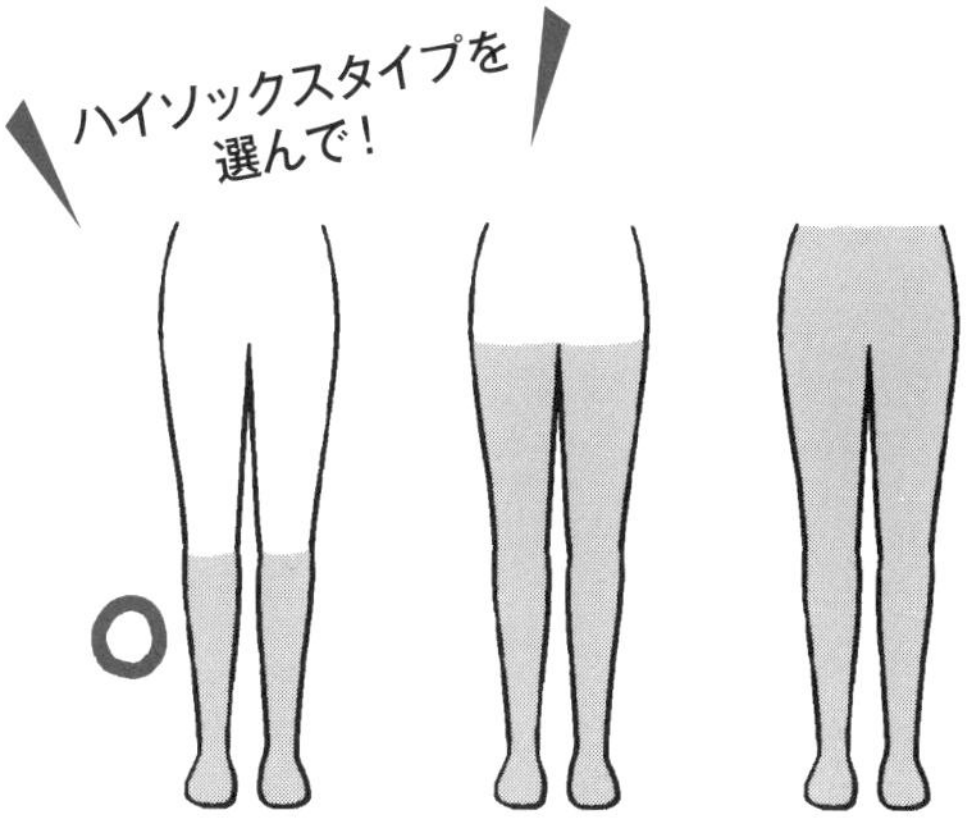

弾性ストッキングには、パンストタイプ（右）やストッキングタイプ（真ん中）など、いろいろな種類があるが、夜間頻尿の対策には、膝までの長さで締め付ける面積が少ないハイソックスタイプ（左）がおすすめ。また、つま先は空いていないものを選んでください。

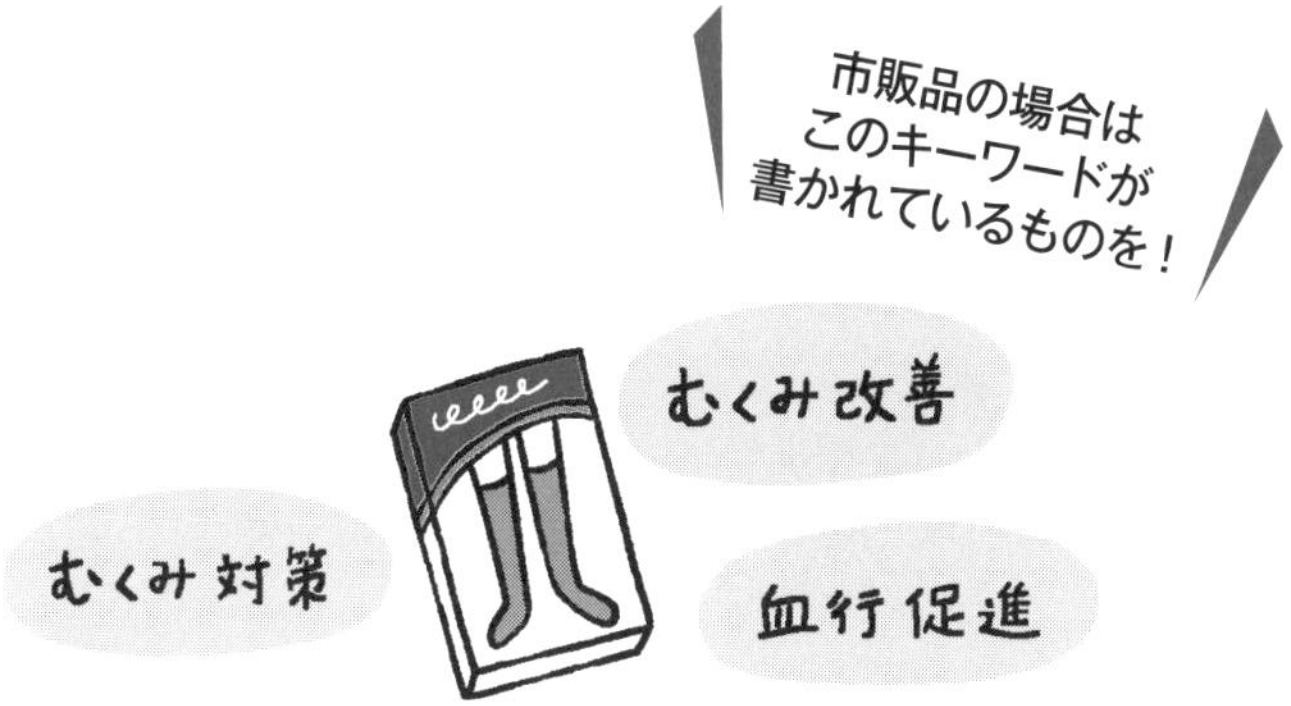
市販品の場合は
このキーワードが
書かれているものを！
むくみ改善
むくみ対策
血行促進

ドラッグストアには、美容目的の弾性ストッキングも多く売られていますが、夜間頻尿には「むくみ対策」や「血行促進」といった言葉がパッケージに書かれているタイプがおすすめ。なお、市販品の場合は、商品に記載の注意事項をよく読んでご使用ください。

「弾性ストッキング」のさらに詳しい説明はQ27をお読みください。

ゆらゆら体操

筋肉を動かすことで下半身の血流をよくして、尿を日中に出しやすくする体操です。

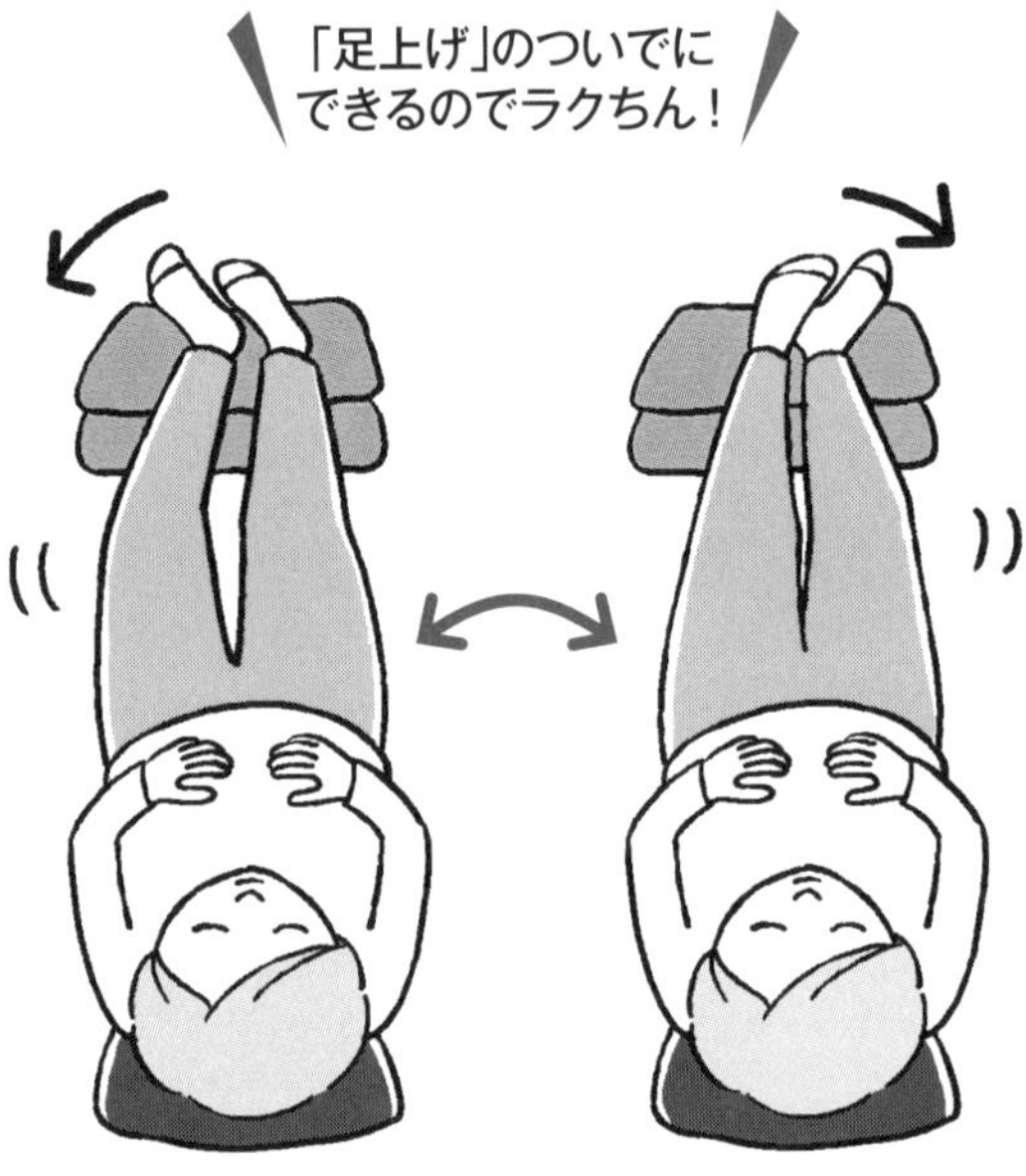

1 「夕方の足上げ」（→P20）の最中に、足先をゆらゆらと左右に1分ほど動かす。30分の間に何回か繰り返すと効果的。

2 足先の動かし方は、左右ではなく、手前と奥に曲げ伸ばしをしてもOK。

※「夕方の足上げ」だけでも効果はあるので、無理のない範囲で行ってください。

※腰や膝や股関節に痛みが出たら、すぐに中止してください。

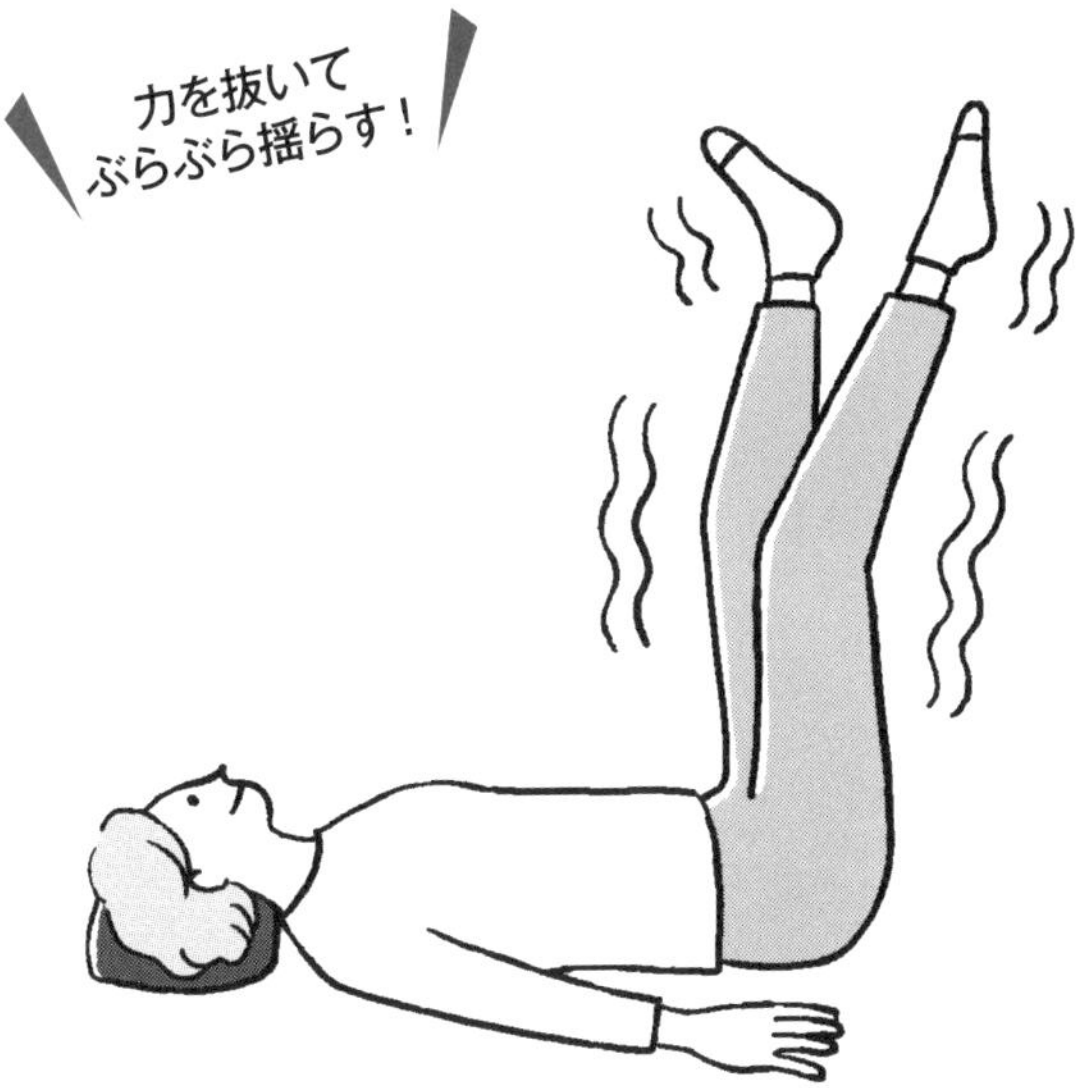

1 あおむけになり、両足を上げて力を抜いて、ぶらぶらと10秒ほど揺らす。両足を同時に行うのが難しい場合は、片足ずつ行う。

2 無理のない範囲で、2～3回繰り返す。「夕方の足上げ」（→P20）の最後にやるのもおすすめ。

※負荷の大きい動きなので、決して無理はしないでください。

※腰や膝や股関節に痛みが出たら、すぐに中止してください。

「ゆらゆら体操」のさらに詳しい説明はQ33をお読みください。

夕方のウォーキング

歩くことで下半身にたまった水分を血管に戻し、寝る前に尿として出すセルフケアです。

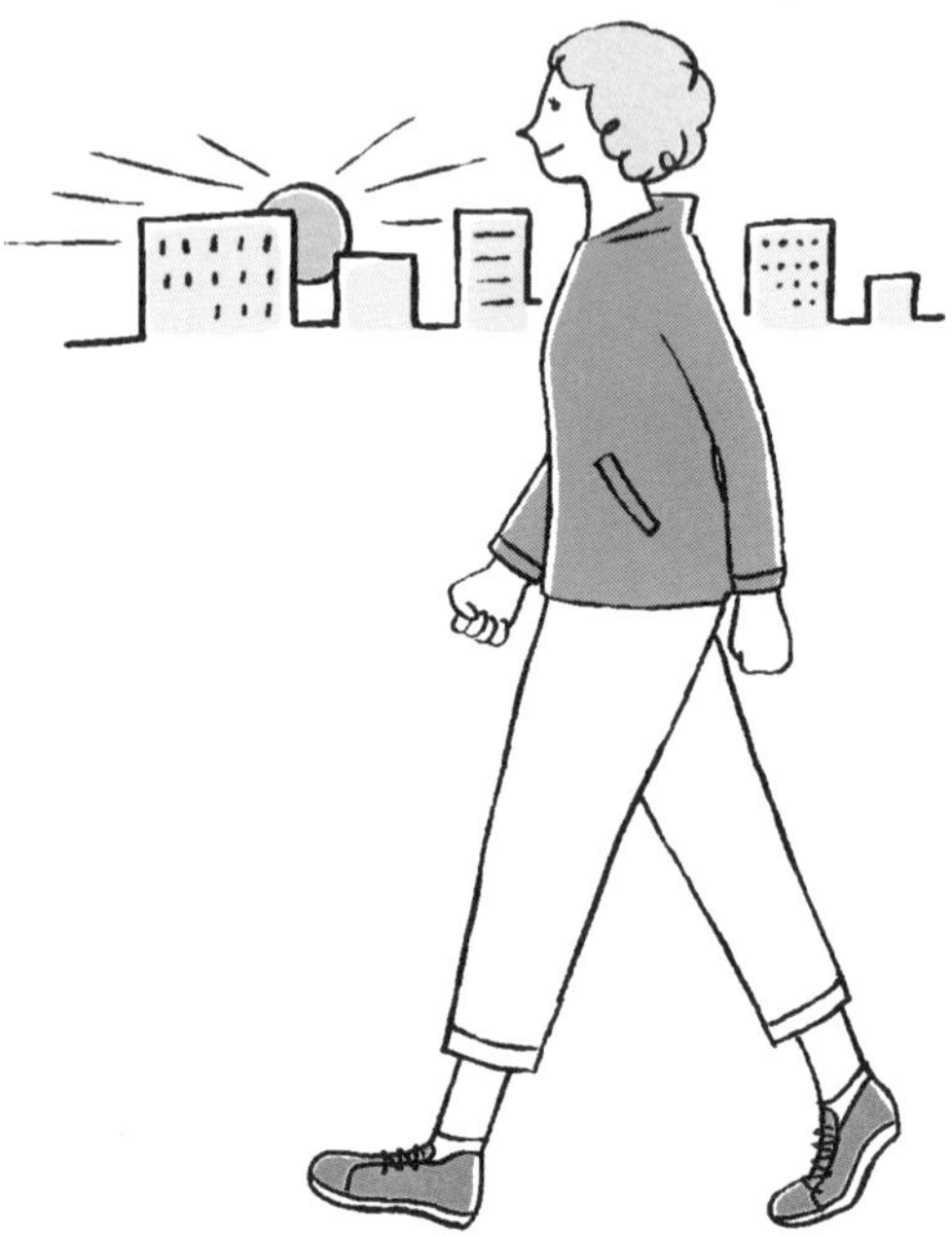

1 夕方の時間帯に30分ほど、ウォーキングをする。

2 普段よりも少し歩幅を広くして、大股で歩くのを心掛けると、ふくらはぎの筋肉の動きが活発になり、血行が促進してより効果的。

※高齢の人や膝に不安のある人は、無理のない歩幅で歩くようにしてください。

※弾性ストッキングを着用しながら行ってもOKです。

「夕方のウォーキング」のさらに詳しい説明はQ33をお読みください。

テーブルスクワット

下半身の筋肉を使うことで、たまった水分を血管に戻しやすくする運動です。

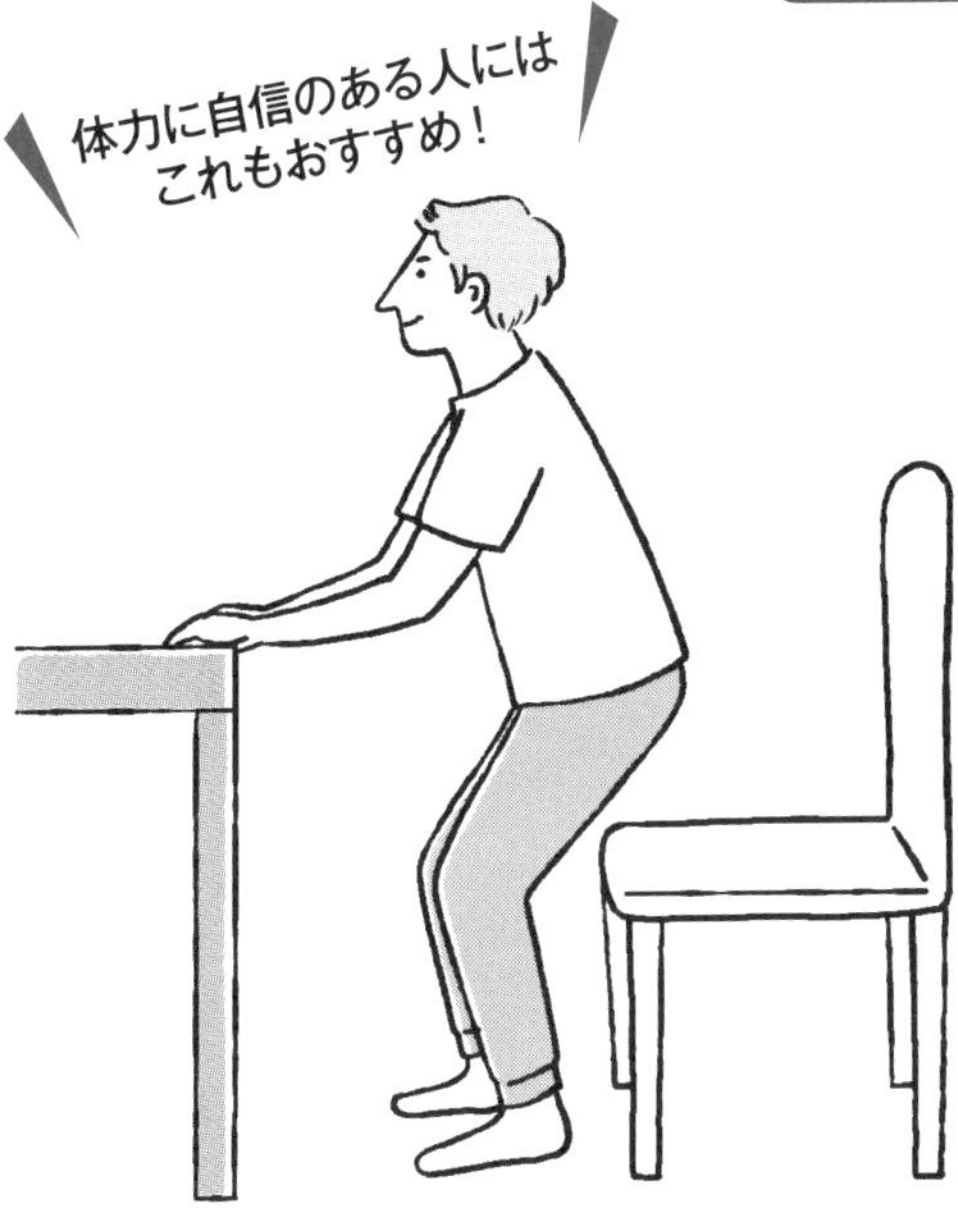

1 足を肩幅くらいに開き、テーブルに手をつきながら、3秒かけてゆっくり腰を下ろす。

2 お尻がイスにさわるくらいのところまで腰を下ろし、3秒かけて元に戻る。きつかったら腰を下ろしたときに一度イスに座ってもOK。

3 1 2を10回繰り返す。

※テーブルとイスは、キャスターなどが付いていない、安定したものを使うようにしてください。

※腰や膝や股関節に痛みが出たら、すぐに中止してください。

「テーブルスクワット」のさらに詳しい説明はQ33をお読みください。

 監修◎宮津武田病院院長　曽根淳史医師

骨盤底筋トレーニング

ゆるんだ筋肉を鍛えて、過活動膀胱の症状を改善させるためのトレーニングです。

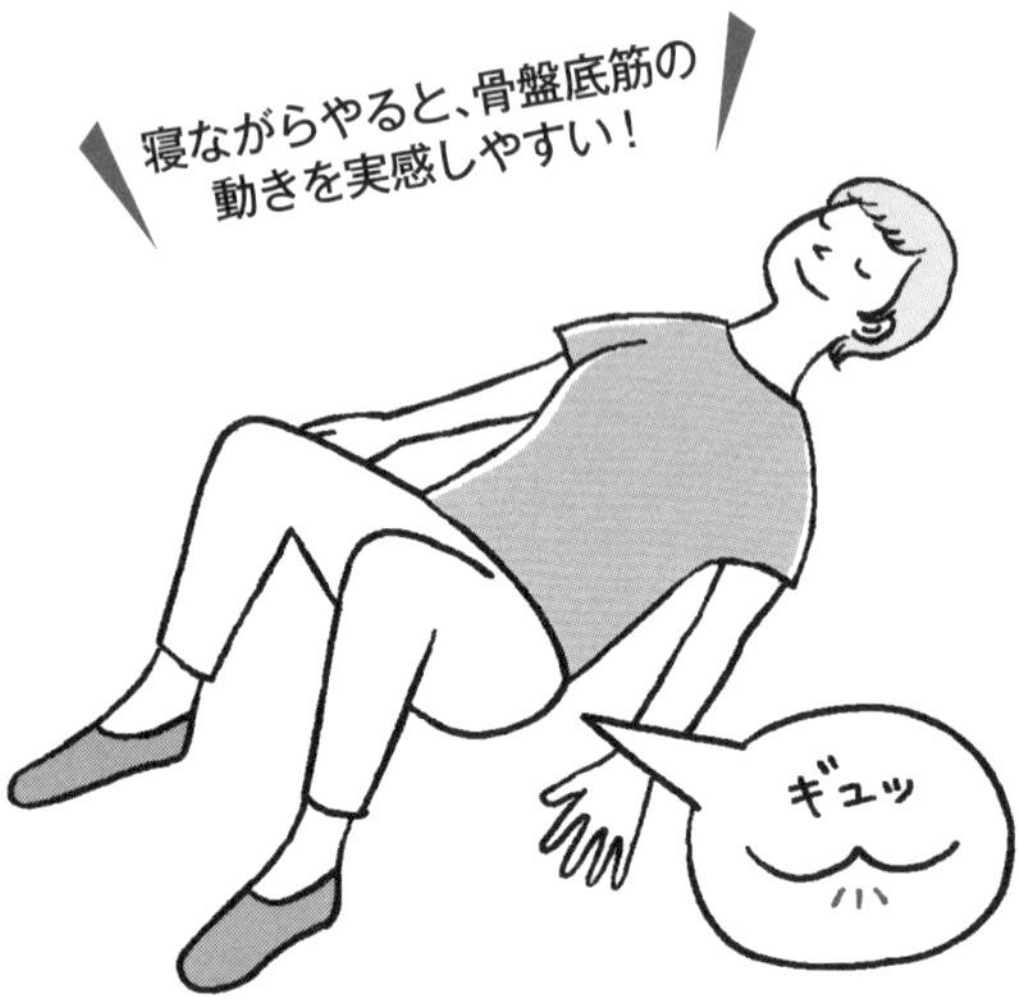
寝ながらやると、骨盤底筋の
動きを実感しやすい！
ギュッ

1 あおむけになって足を肩幅くらいに開き、両膝を少し立てて、腕は体の横に置く。リラックスして体の力を抜く。

2 おならを我慢するイメージで肛門を締める。そのまま、女性は膣と尿道、男性は陰茎の付け根を締め、頭のほうに引き上げるようにする。

3 引き上げたまま、10秒数えて力を抜く。

4 23を10回繰り返す。

※注意事項は左ページをご覧ください。

監修◎宮津武田病院院長　曽根淳史医師

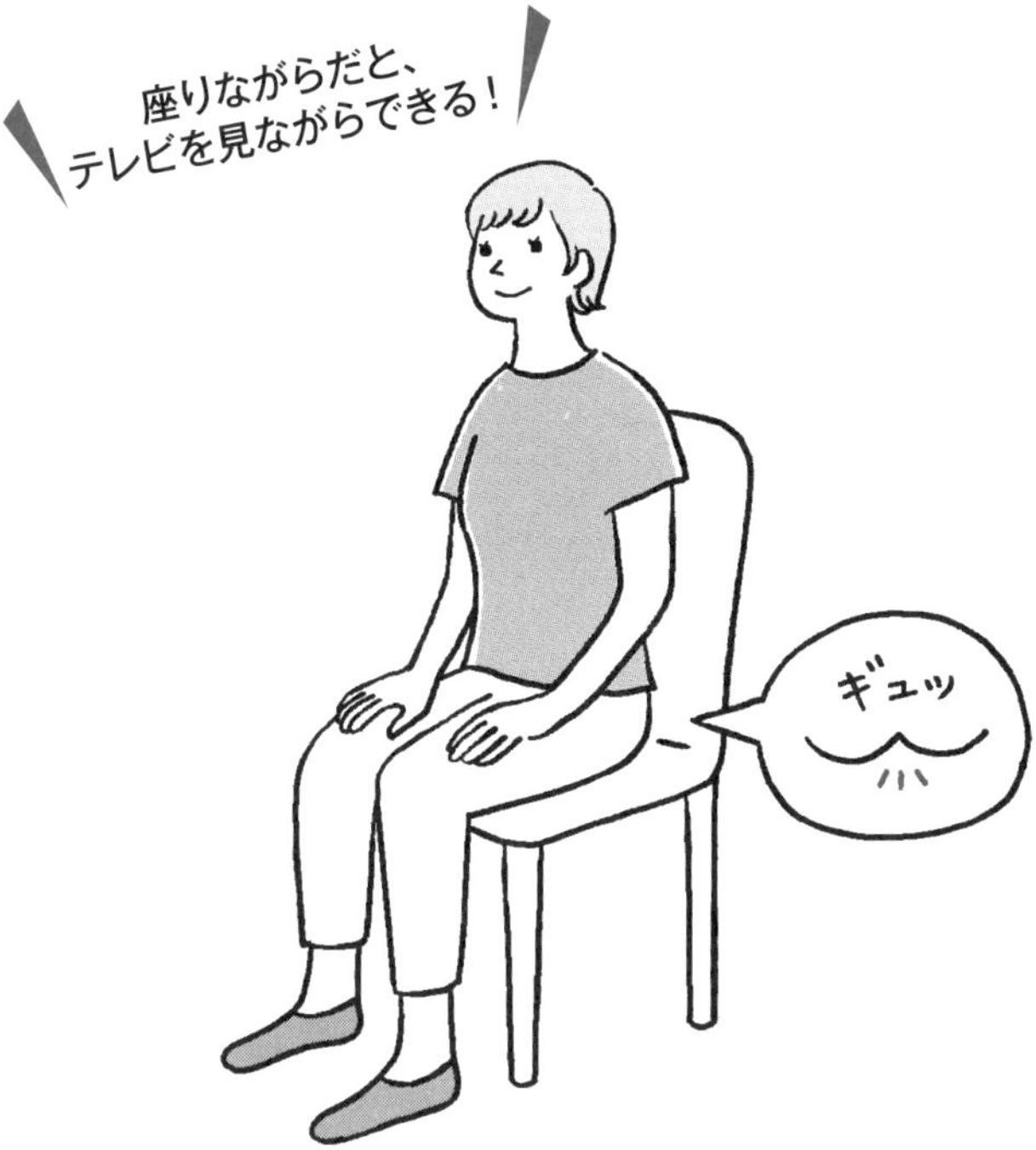
座りながらだと、
テレビを見ながらできる！
ギュッ

1 イスに座って足を肩幅に開き、背すじを伸ばす。

2 力を抜いてリラックスし、右の②③を10回繰り返す。

※最初は、締める部位を意識しながら筋肉を締めたりゆるめたりして、正しく動かせるように練習するのがおすすめです。

※慣れてきたら、毎日、④を6セット以上するのを目標にしてください。

※イスを使う場合は、キャスターの付いていない、安定したものを使用してください。

「骨盤底筋トレーニング」のさらに詳しい説明はQ35をお読みください。

おしっこトレーニング

過活動膀胱で減ってしまった膀胱にためられる尿の量を増やすためのセルフケアです。

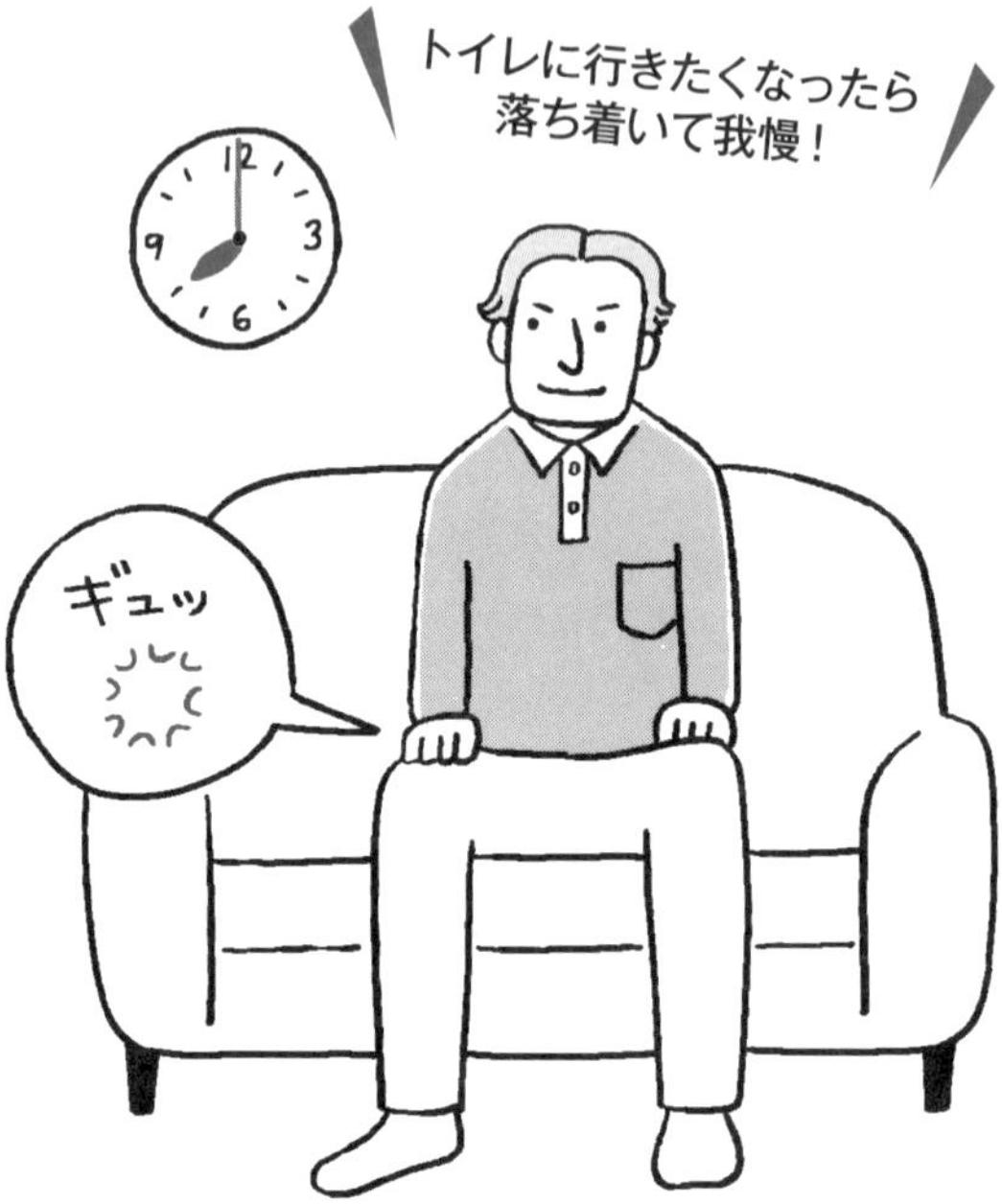
トイレに行きたくなったら
落ち着いて我慢！
ギュッ

1 尿意を感じたらすぐにはトイレに行かずに、最初は3分間、落ち着いてイスに座ってギュッと尿道を締めて我慢する。

2 我慢できなければ無理せず、トイレに行く。いつでもトイレに行けるように、自宅などで行うのがおすすめ。

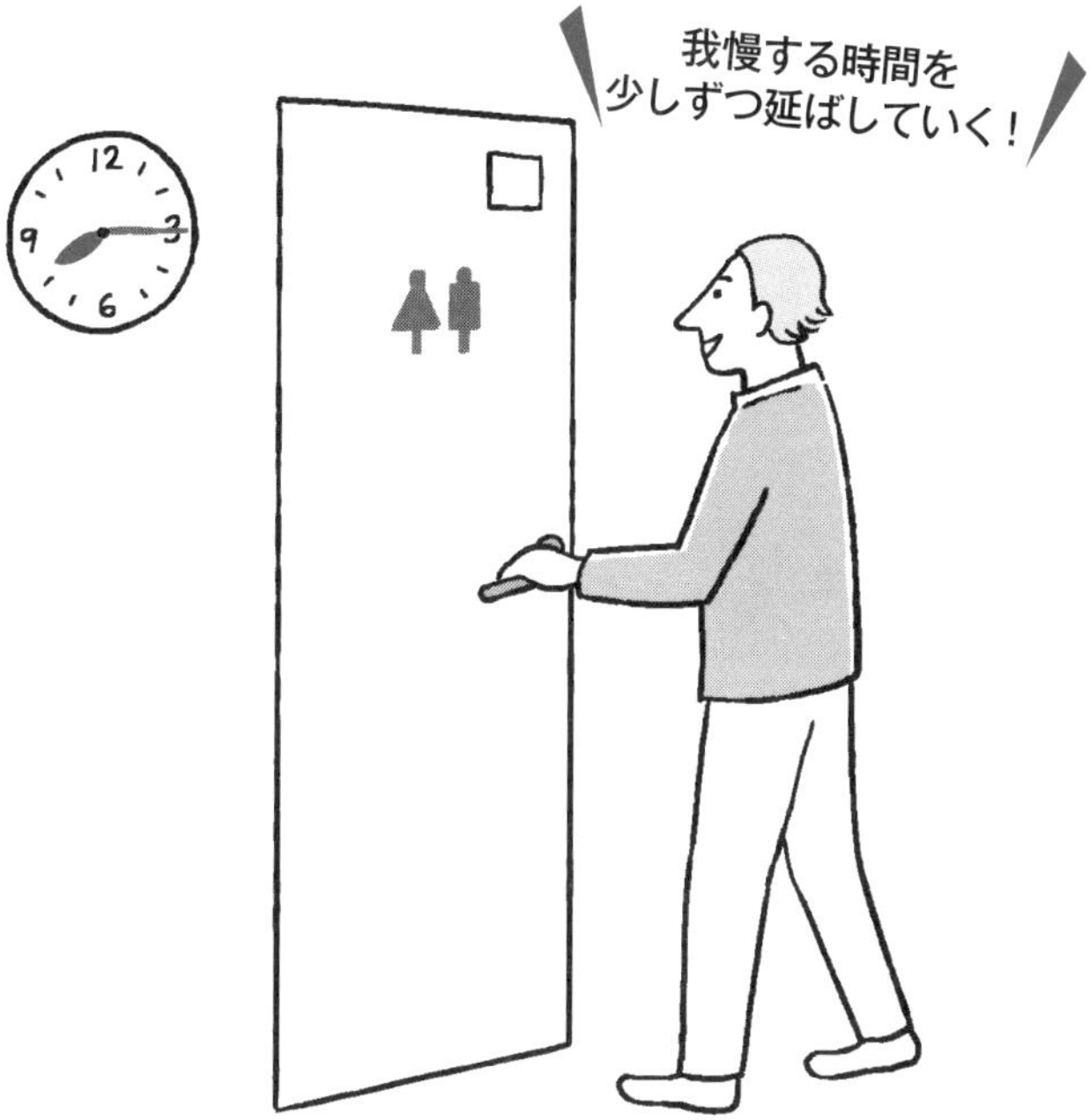

3 3分経ったらトイレに行く。慣れてきたら、5分、10分、15分と少しずつ、我慢する時間を延ばしていく。

4 60～90分くらい尿意を我慢できるようになると、自信がついて安心して日常生活を送れるようになる。「骨盤底筋トレーニング」(→P28～29)と合わせて毎日行うと効果的。

※夜寝ているときは行わず、日中に行ってください。

※膀胱炎や、前立腺肥大症で重い排尿障害がある場合は行わないでください。

「おしっこトレーニング」のさらに詳しい説明はQ35をお読みください。

会陰さすり

自律神経をコントロールして、過活動膀胱の症状を和らげるセルフケアです。

寝る前に1分、指で
やさしくさするだけ！

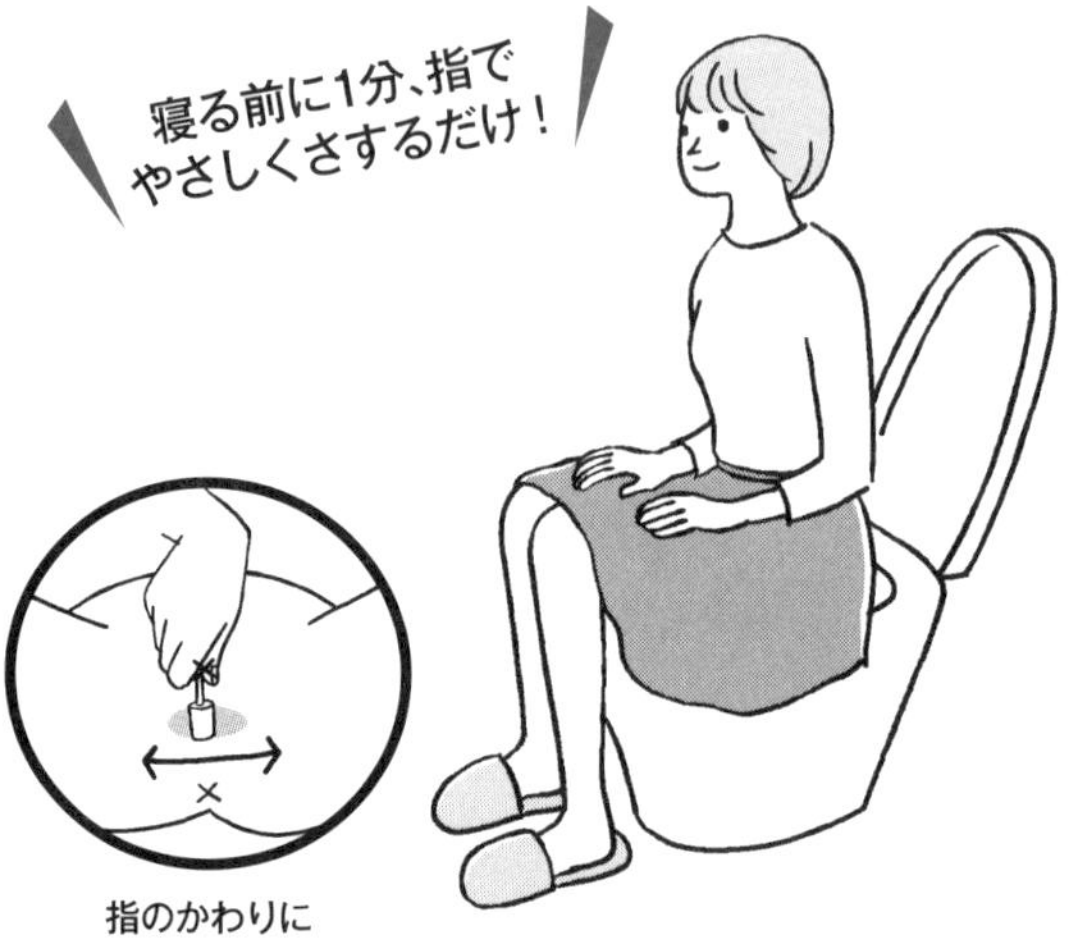

指のかわりに
市販の専用ローラーでもOK！

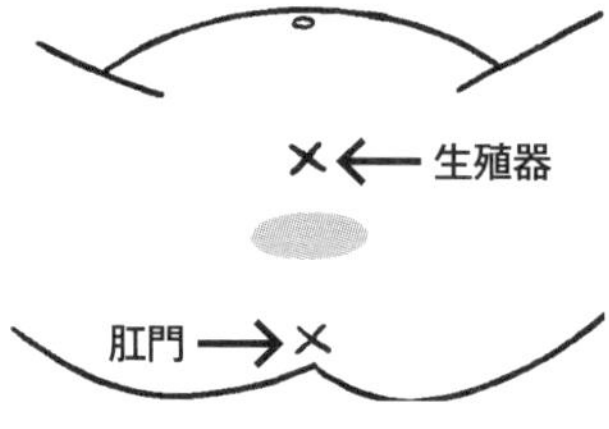

1 トイレなどで、生殖器と肛門の間（イラストのピンク部、約3㎝）を指で左右にさする。

2 片道3秒の速さで、指がかすかにふれるのがわかる程度のやさしい力で、往復10回行う。

※1日に最低1セット行ってください。

※強い力で行うと逆効果になるので、要注意です。

「会陰さすり」のさらに詳しい説明はQ36をお読みください。

監修◎東京都健康長寿医療センター研究所自律神経機能研究　堀田晴美研究部長、
同センター泌尿器科　粕谷豊医師

「夜、3～4回起きていたんですが、〝足上げ〟のおかげで1～2回に減りました」

端河潔さん（81歳）

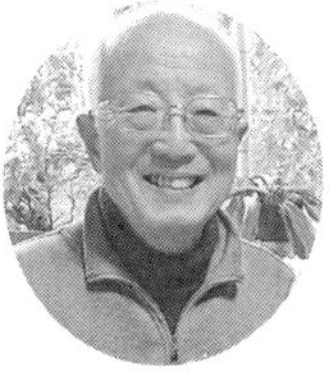

数年前から徐々に、夜中トイレに3～4回起きるようになったという端河潔《はしかわきよし》さん。当時、とくに尿トラブルはありませんでしたが、「**いちいち夜中に起きてしまうのでわずらわしいけど、年だから仕方ないかなと半ばあきらめていました**」といいます。

そんなとき、夜間頻尿を特集したテレビ番組をみて、「自分はこれかも」と感じたそうです。ふくらはぎのむくみなど自覚症状はありませんでしたが、夜中にしょっちゅう起きるので、番組で紹介していたセルフケアをさっそく試してみることにしました。

番組では「弾性ストッキング」を紹介していましたが、「まずは、これで試してみたら」との奥さまの助言もあり、奥さまのストッキングをはいてみることに。しかし、きつくて半日でギブアップしてしまいました。

次にチャレンジしたのが、**「夕方の足上げ」**でした。最初は床に寝て、床から高さ40㎝ほどのソファに足をかけてみましたが、背中が痛くなって断念。

次にソファに寝て、ひじかけに足をかけてみると、少し低いと感じたので、ひじかけの上にクッションを置き、足の高さを30㎝くらいになるように調整。45分ほどその姿勢を維持しました。

すると、**なんと、その日のうちに夜中3〜4回起きていたのが、1〜2回に減った**のです！「まさかこんなにすぐ効果が出るとは」と端河さんは驚きつつも大喜び！

さらに、自分にとって一番効果的な方法を探そうと、どの時間帯が効果的か、さまざまな時間帯で足上げに挑戦。その結果、「午後3時ごろでは効果が少なく、午後4時ごろからが効果的」とわかりました。

「夜起きるのは、まだゼロにはなっていませんが、回数が減っただけでも、ずいぶんラクになりました。**何より手軽にできるのが、この〝足上げ〟のいいところ。ソファを使えば**

腰も痛くなりませんし、足上げ中は瞑想しているので、リラックスできて一石二鳥です！」
と、足上げ中も快適に過ごせるよう工夫されています。

自分に合ったセルフケアが大事！

足上げを実践したその日にトイレに起きる回数が減った端河さんは、「効果が出たのは足上げだけではなく、以前から続けていた〝自転車こぎ〟というセルフケアも影響しているのかもしれません」と言います。

端河さんがセルフケアに積極的なのは、じつは18年ほど前、前立腺肥大症を指摘されたときに、薬とセルフケアで治すことができた経験があるからです。

当時、「尿に勢いがなくなったかな」と感じた端河さんは、そのころから健康を意識しはじめ、買い物がてら近所をウォーキングしたり、毎日30分自転車こぎをしたりと、さまざまなセルフケアを試したそうです。そのかいもあり、かかりつけ医から「もう通院しなくてもいいし、薬を飲まなくても大丈夫」と言われました。

また3年前からは、高めだった血糖値を改善しようと、テレビで見た「かかと落とし」

も毎日30回行うようにしたところ、血糖値も大幅ダウンすることに成功！

いろいろなセルフケアで不調を改善させてきた経験があったから、足上げについても、いろんな方法を試して自分に合うやり方を見つけることができたのかもしれません。

さらに、「0回を目指して、食生活も工夫してみたい」という端河さん。「**私のように自分でできることを組み合わせてやってみて、自分に合った方法を見つけるのが改善のコツだと思います**」と、セルフケアの大切さを教えてくれました。

第1章

病気・症状についての疑問21

Q

「夜のトイレ」は何回から病気？

A

治療が必要かどうかは、
回数以外のことも重要です。

Q 1

寝ているとき、何回以上トイレに起きたら病気？

A 1回以上起きていたら「夜間頻尿」と言えますが、60代なら1回、70代なら2回くらいであれば通常の範囲と考えていいと思います。

朝までぐっすり眠りたいのにトイレに起きてしまう。シニア世代の多くが、このような悩みを抱えています。夜間、1回以上トイレに起きることを「夜間頻尿」と呼び、年齢を重ねるほど、夜中にトイレに起きる人の割合は多くなります。

ただし、60代になれば、7～8割の人が1回はトイレに起きるようになりますので（左ページ上のグラフ参照）、夜間頻尿とはいっても、「60代で1回」、「70代で2回」程度であれば、通常の範囲と考えていいと思います。

その回数が3回、4回と増えていき、そのせいで睡眠不足になって昼間眠いなど困っているなら、治療が必要と考えてください。ちなみに、ひと晩に3回以上起きる人は70代の2～3割です（下のグラフ参照）。なお、治療はさまざまなものがあるので、適切な治療を行うことが重要です（→Q15）。

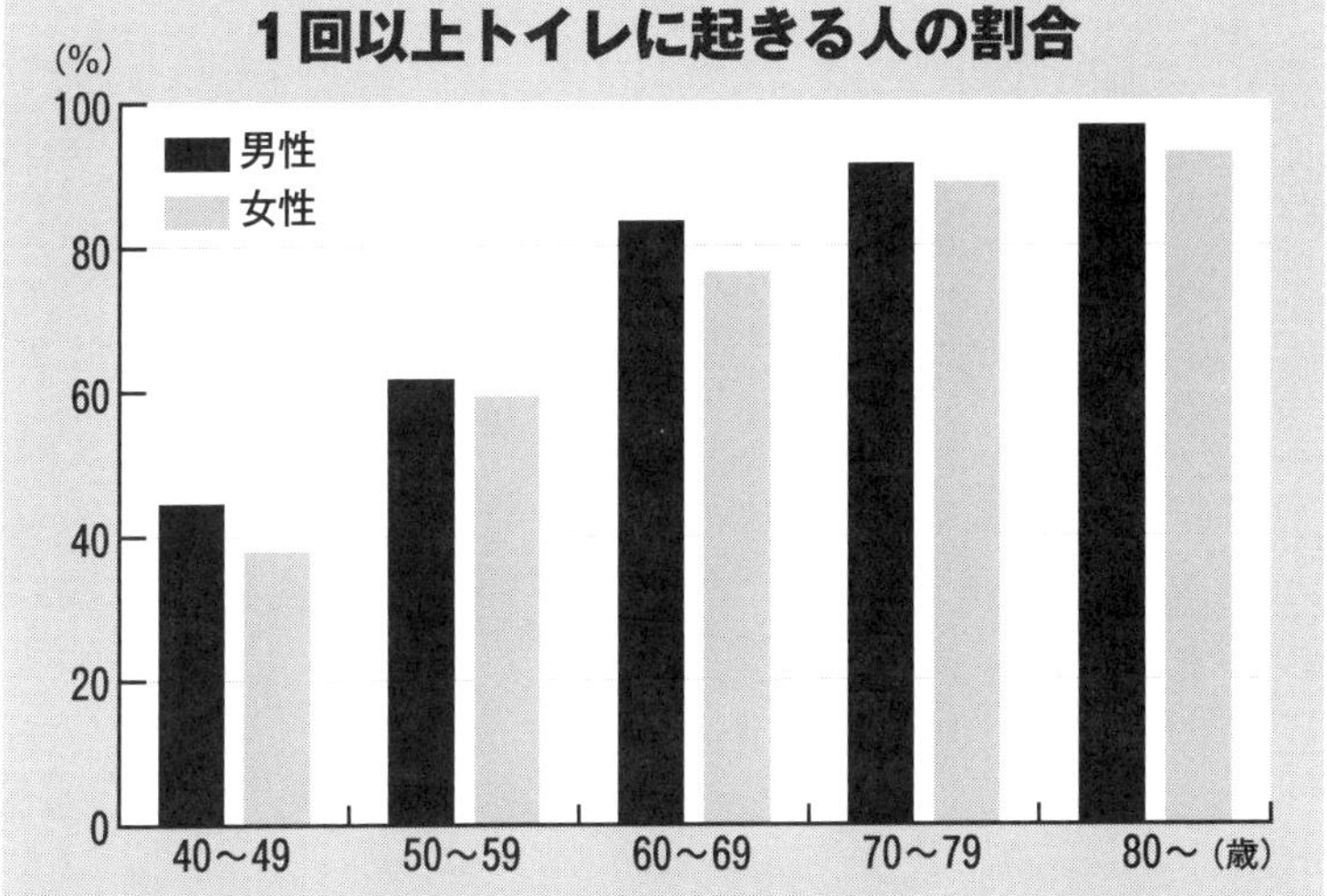

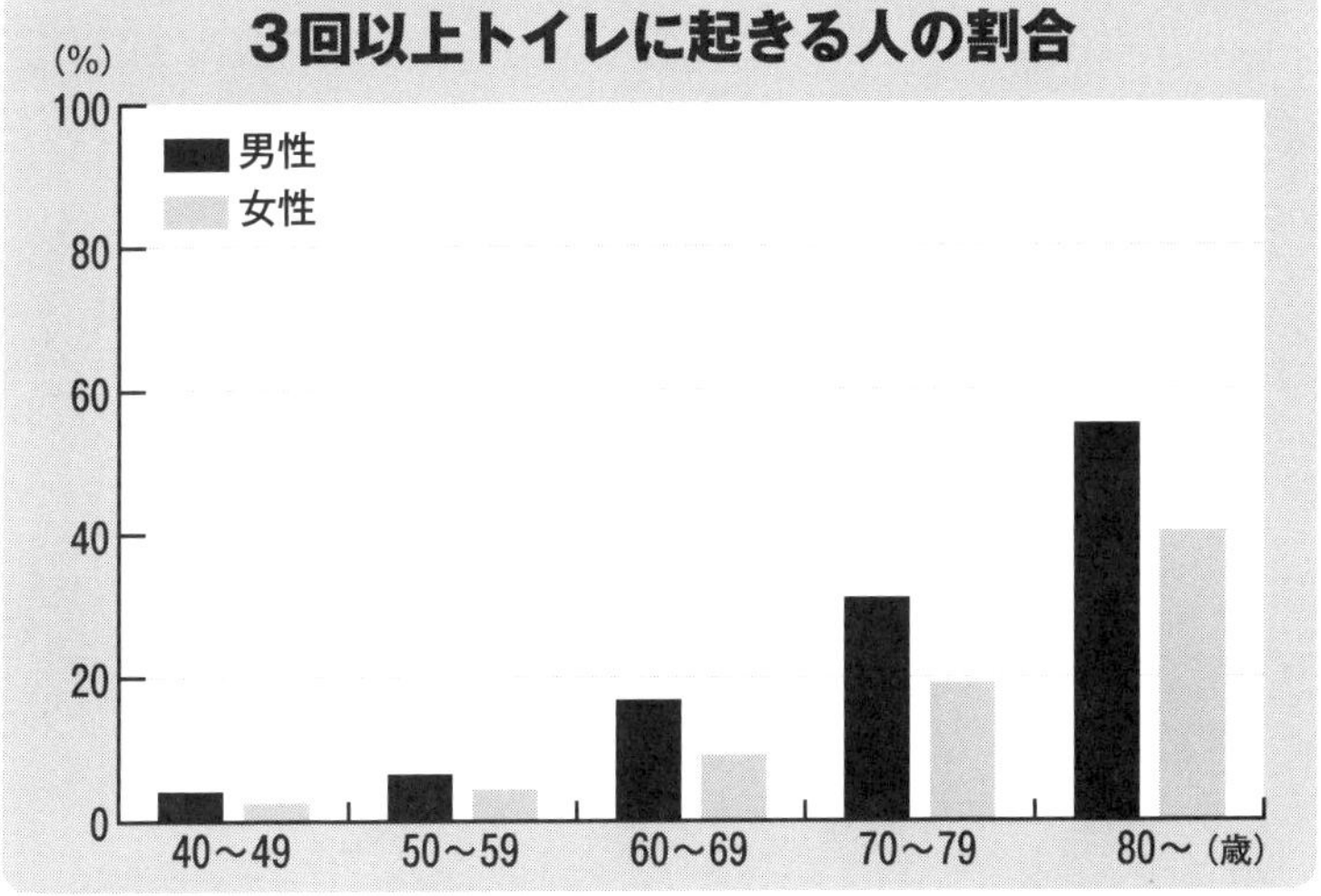

50歳以降になると、男女ともに半数以上が1回以上トイレに起きている（グラフ上）。夜間頻尿に困ることが多くなってくる「3回以上」は、70代で男性が約3割、女性が約2割。80歳以降で男性約5割、女性約4割（グラフ下）。

出典◎本間之夫ほか、「日本排尿機能学会誌」（2003）をもとに作図

Q2 夜トイレに起きるのは「年のせい」だから仕方ない？

A いいえ、多くの場合は改善できるので、あきらめる必要はないです。

夜トイレに起きるのは嫌だけど、病院に行ってもどうせ「年のせい」と言われるだけだから……とあきらめている人も多いのではないでしょうか。

たしかに年をとると、排尿に関するホルモンの分泌量の減少や、筋肉の衰えなどにより、夜中トイレに起きやすくなるので、夜間頻尿は加齢現象のひとつと言えますが、だからといってあきらめる必要はありません。夜間頻尿の原因はさまざまですが、セルフケアや生活習慣の見直し、薬などで症状が軽くなる場合が多いです。

「年だから仕方ない」と夜間頻尿を放っておくと、慢性的な睡眠不足を引き起こして、重大な事故など、日常生活に大きな影響を及ぼすこともあります。また、夜中何度もトイレに行くことで、転倒する危険性も増えてしまいます。

年のせいとあきらめずに、自分の夜間頻尿の原因をはっきりさせて、適切な対策をとることが大切です。

Q
3
夜だけでなく、トイレに昼間もよく行くんだけど…？

A 病気が原因ではなく、「水の飲みすぎ」の可能性があります。

夜中のトイレに困っているけど、昼もしょっちゅうトイレに行くという人もいます。朝起きてから夜寝るまでに8回以上トイレに行き、夜トイレに1回以上起きる人は「昼間頻尿」と「夜間頻尿」の両方だといえます。この場合は「尿の量が多いこと」が昼夜の頻尿を引き起こしている可能性があり、尿の量が多くなるのは特定の病気が原因というわけではなく、**じつはただの「水の飲みすぎ」によることも多いです。とくにシニア世代は血液サラサラ効果を期待して、必要以上の水を飲んでいるケースがあります。**1日に必要な水分量の目安（↓Q44）があるので、適量を心がけましょう。

また、糖尿病の人はのどが渇くので「水の飲みすぎ」になりやすく、昼夜の頻尿になることもあります。その場合は血糖値のコントロールが大切です。ただ、昼と夜の頻尿だけでなく、急にトイレに行きたくなったり、尿の出が悪いなどの他の尿の悩みもあれば、過活動膀胱《ぼうこう》や前立腺肥大症などの病気の可能性もあります。

Q4 トイレに起きても、尿が少ししか出ないんだけど…？

A 尿を膀胱にためられないために、夜間頻尿になっている可能性も。

夜間頻尿に悩む人の中には、夜中トイレに行ったのに、尿が少ししか出ないという人がいます。このような場合は、膀胱にためられる尿の量が減っている可能性があります。

腎臓でつくられた尿はいったん膀胱にためられます。膀胱は筋肉でできているので、加齢によって筋肉のしなやかさが失われると、膀胱があまり広がらなくなってしまいます。**その結果、膀胱にためられる尿の量が減り、尿意を感じやすくなることがあります。また、「過活動膀胱」や「前立腺肥大症」などの病気に伴って、そういった症状が起こることもあります。**

また、トイレに行ってもあまり尿が出ない場合は、尿意で目が覚めているのではなく、眠りが浅くて起きているのを、尿意で目が覚めたと勘違いしてしまっている可能性があります。その場合は「眠りの浅さ」が夜トイレに起きる原因なので、睡眠を改善させる対策をとります。

Q 5

おしっこの出が悪いことにも悩んでいるんだけど…？

A 「前立腺肥大症」という病気が隠れているかもしれません。

夜間頻尿に悩むシニア男性の中には、**「尿の出が悪い」**、**「昼夜を問わずよくトイレに行きたくなる」**、**「尿がもれてしまう」といった症状**でも困っている人がいます。

この場合、「前立腺肥大症」の可能性があります。前立腺は、膀胱の出口付近に位置し、その中を尿道が通る構造をしています。前立腺が腫大すると尿道が圧迫されるなどして、排尿に関するさまざまな問題が生じることがあるのです。

男性はだれでも、40～50代前後になるころから徐々に前立腺が腫大していくことがあります。自然な加齢現象ですが、症状の出方や程度は人それぞれなので、**冒頭のような症状に心当たりがあれば、医療機関の受診をおすすめします。**

前立腺肥大症は薬による治療が中心ですが、治療効果が不十分な場合や、症状が強い場合は手術をすることもあります。治療をすると、シニア男性の尿トラブルの多くは改善が期待できます。

Q6 昼間、急に尿意を感じることもあるんだけど…？

A 「過活動膀胱」がそれらを引き起こしている可能性があります。

夜中トイレに起きるだけでもつらいのに、**「突然、我慢できないほどの強い尿意を感じることがある」**、**「昼もトイレが近い」**、**「尿がもれる」**といった症状もあるなら、**「過活動膀胱」という病気の可能性**があります。

「過活動膀胱」は男性にも女性にも40歳をすぎるころから現れるようになり、高齢になるほど起こりやすくなります。排尿に関係する筋肉が弱くなったり、膀胱がしなやかさを失って十分に尿をためられなくなることなどが原因ですが、セルフケアや生活習慣の見直しによって、症状が改善する場合もあります。P16～17のチェックシートで「P28～32のセルフケアを試してみて」に該当した人はぜひ今日から取り組んでみてください。

なお、男性は、「前立腺肥大症」という病気から膀胱が刺激されるようになり、過活動膀胱が起こることがあります。この場合は、薬による治療が中心になるので、早めに医療機関を受診するのをおすすめします。

Q7 突然、トイレに起きるようになったんだけど…？

A 「膀胱炎」などの可能性があるので、泌尿器科を受診してください。

それまでは何ともなかったのに「急にトイレに起きるようになった」という場合は、専門医による治療が必要な病気が隠れている可能性があります。

まず考えられるのが、膀胱炎や前立腺炎などの炎症性の病気です。その場合は抗生物質による治療が必要です。また、「前立腺肥大症」が進行しているサインとして、夜間頻尿が起こることもあります。前立腺が腫大してくると、トイレに行っても膀胱にたまっている尿をすべて出しきれず、残尿が生じます。残尿が多くなると症状も悪化します。残尿のために膀胱に新たにたまる尿の量が少なくなるので頻尿になり、これが夜起きると、夜間頻尿となります。

他には、**パーキンソン病など神経に関する病気によって、突然、夜間頻尿の症状が出ることもあります。**いずれにせよ、急にトイレに起きるようになった場合は注意が必要です。ためらわずに医療機関の泌尿器科を受診することをおすすめします。

Q 8 晩酌すると、夜トイレに起きやすくなるんだけど…？

A 「お酒」と「おつまみの塩分」の両方が、尿の量を増やします。

夜、お酒を飲むとトイレに起きやすくなる人もいると思います。それは単に水分を多くとったからではなく、「おつまみを食べながらお酒を飲む」という行為が二重にトイレに起きやすくさせているのが原因です。アルコールには利尿作用があるため、お酒を飲むと実際に飲んだ量よりも多い尿がつくられます。さらに、おつまみはしょっぱいものが多いので、塩分をとりすぎる結果となり、体から余分な塩分を尿として出すために、尿の量が増えます。**つまり、二重に尿量が増える原因があって、それが寝てから起こってくるので、夜中にトイレに起きる回数が多くなるというわけです。**

夜間頻尿で困っているなら晩酌は控えるのをおすすめしますが、晩酌をやめられない人は飲む量を減らす、おつまみを減塩するといった工夫をするといいでしょう。また、**晩酌は寝る4～5時間前までに終えるのが理想的ですが、それでは早すぎる人は「なるべく早めに切り上げる」ように意識してください。**

Q 9 トイレに起きるせいで、昼間眠くて仕方ないんだけど…?

A 無理せずに、午後早めに15~30分、昼寝するのがおすすめです。

夜間頻尿で一番困るのは「昼間の眠気」ではないでしょうか。夜トイレに起きるせいで睡眠不足になり、日中に眠くなることがあると思いますが、そういったときは眠気を覚まそうと無理せず、「昼寝」をするのがおすすめです。

ただ、夕方以降に昼寝してしまうと眠気がいったん解消され、就寝の時間までに十分に眠気が蓄積されず、夜眠れなくなったり、眠りが浅くなる可能性があります。そうすると夜間頻尿に逆効果なので、**昼食後から15時までの間に昼寝するようにしてください。また、長時間寝ると起きたあとに逆に眠気が強まったり睡眠のリズムが乱れる原因になるので、時間は15~30分以内と短い時間にしておくことがポイント。**布団に横にならずに、ソファなどに座った状態で寝ると眠りが深くなりにくいので、短時間の昼寝にはおすすめです。

なお、夕方以降に眠気覚ましにコーヒーなどのカフェインをたくさん飲むのは、利尿作用で尿の量が増えてトイレに起きやすくなってしまうため、おすすめしません。

Q 10

夜間頻尿だと「死亡率」が高くなるって本当?

A はい。夜中トイレに起きて転倒して寝たきりになるなど、間接的に影響している可能性があり、死亡率が約2倍になります。

夜間頻尿になると夜中の眠りが何度もさまたげられ、慢性的な睡眠不足を招きます。そのため、尿もれや昼間の頻尿など、さまざまな尿トラブルの中で、「QOL（生活の質）」を最も低下させると言われています。しかし、じつはそれだけでなく、夜間頻尿は「死亡率」にまで関係するという研究結果もあります。

東北大学の研究チームが5年間にわたり、700人以上の70歳以上の高齢者を追跡調査したところ、**夜中のトイレの回数が2回以上の人の死亡率は、1回以下の人の1・98倍で、回数が増えるにつれて死亡率も高まることがわかったのです。**

夜中のトイレが多いと、持病が悪化したり、トイレに行く際に転倒して寝たきりになったりするなど、全身状態の悪化につながり、間接的に死亡率に影響している可能性があるといいます。また、詳しくは解明されていないものの、夜間頻尿は死亡率を高める病気の

2回以上トイレに起きる人は死亡率が約2倍

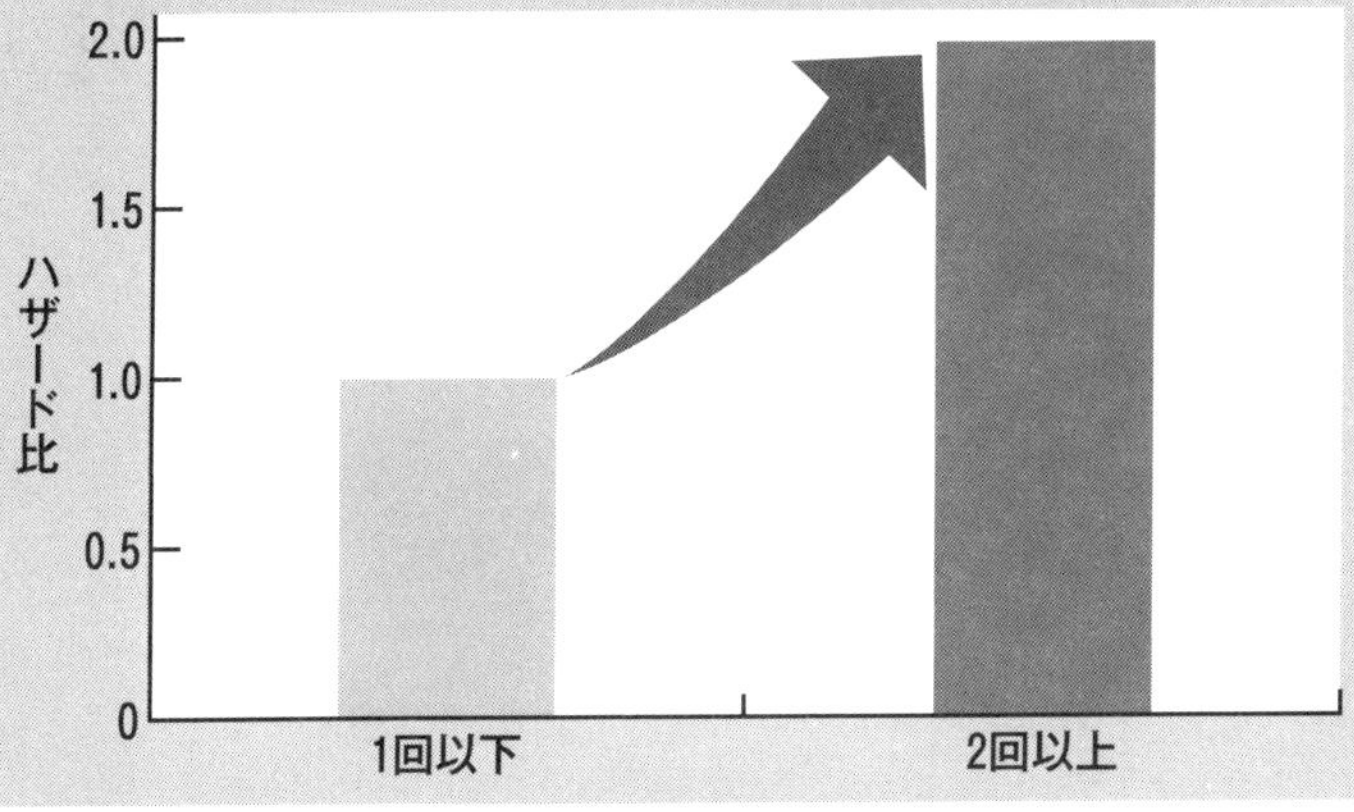

宮城県に住む70歳以上の784人を調べたところ、夜間排尿回数が2回以上の人たちは1回以下の人たちと比べて、死亡率が1・98倍だった。

出典◎中川晴夫ほか、Impact of nocturia on bone fracture and mortality in older individuals : a Japanese longitudinal cohort study (2010) をもとに作図

初期症状である可能性も指摘されています。

たとえば、夜間頻尿は睡眠時無呼吸症候群によって起こることもありますが、睡眠時無呼吸症候群は、脳卒中や心筋梗塞などのリスクを高めると言われています。夜間頻尿のかげにこのような死亡率を高める病気が隠れていて、その初期症状として夜間頻尿が出ている場合もあるのかもしれません。

さらに、転倒して骨折し入院するリスクも通常より2・2倍高いという結果が出ています。骨折は寝たきりの原因になるので、高齢者にとってはその後の生活に影響を及ぼす重大な問題です。**年のせいだからと夜間頻尿を放置せずにしっかり治療することが、健康寿命を延ばすことにつながるといえます。**

Q 11

「がん」で夜間頻尿になることもあるの？

A はい、血尿などの症状もあれば、迷わず病院に行ってください。

ある程度年齢を重ねると、夜間頻尿や尿もれなどの尿トラブルは誰にでも起こる可能性がありますが、単なる加齢現象だからと油断しすぎると危険な場合があります。

とくに「血尿」が一度でも出たら、決して放置してはいけません。「ある日突然、痛みはないのに血尿が出た」という場合には、「膀胱がん」や「腎臓がん」などが疑われます。

その他には、たとえば「前立腺がん」が進行すると血尿が出ることもあります。

「血尿」といっても、血液のような色をしているとは限りません。血液が尿に混じったあと、排尿までに長時間かかると茶褐色になります。また、出血量が少ないと、あまり色に変化がない場合もあります。日々自分の尿の色をよく観察し、いつもと違う色の尿が出たら医療機関を受診してください。

なお、朝一番にトイレに行くと、濃い黄色の尿が出ることがありますが、これは尿が濃くなっているだけなので心配いりません。

Q 12

シニアだけではなく、若い人でも夜間頻尿になるの？

A はい、若い人の場合は大きな病気の可能性があるので要注意です。

夜間頻尿は加齢に伴って起きることが多いですが、20〜40代でもまれに症状が出ることがあります。若い人は夜中トイレに起きたとしても、すぐに眠れて、あまり問題に感じないかもしれません。しかし、若い人の夜間頻尿はまれなだけに、そのかげに大きな病気が隠れていることもあり、注意が必要です。

若い人の夜間頻尿の場合、**排尿に関係するホルモンの異常や、腎臓の機能の低下により24時間、尿がつくられすぎている可能性があります。また、神経系の病気が潜んでいることもあります。**夜間頻尿はこうした重大な病気を発見するきっかけにもなるので、若いのに夜中のトイレに悩んでいるという人は、専門医を受診することをおすすめします。

もちろん、若くても寝る前に水分を多くとる習慣があったり、糖尿病で水分をとりすぎていたりすれば、夜中頻繁にトイレに行きたくなります。また、シニア世代と同様、眠りが浅くて夜何度も起き、それを尿意で起きたと勘違いするケースもあります。

Q13 すぐ病院に行く必要のある「危険な夜間頻尿」を教えて？

A 血尿、下腹部や泌尿器の痛みがあったら、すぐに医療機関へ。

夜中に何度もトイレに行きたくなるといった尿トラブルは、加齢に伴って起きることが多いのは事実ですが、加齢現象のひとつだから心配ないと決めてかかるのもよくありません。夜間頻尿に加えて、「血尿」、「排尿時の下腹部や泌尿器の痛みや不快感」というような、いつもと違う症状が現れていたら急を要します。

たとえば**「下腹部や泌尿器の痛みや不快感」があれば、細菌性の膀胱炎の可能性があります。**おもに大腸菌が膀胱に侵入して起こり、女性に多くみられます。また、前立腺炎や間質性膀胱炎などの病気も疑われます。**「血尿」が出たときは、膀胱がん、前立腺がん、尿路結石などの可能性があり**、そのまま放置していては病気が進行してしまうこともあり大変危険です。

尿トラブルが病気の発見につながることもありますので、前述のような症状があった場合は、ためらわず、すぐに泌尿器科を受診してください。

Q

14 どのくらいの症状になったら病院に行くべき？

A 夜間頻尿で困っているかどうかが、一番のポイントです。

60歳をすぎると多くの人が夜中トイレに行くようになりますが、「就寝中1～2回トイレに起きてつらい」という人もいれば、「3回くらい起きても平気」という人もいます。何回起きたかという「回数」ではなく、「本人が困っているか」が一番のポイントです。

60歳以上で1回、70歳以上では健康な人でも夜中2回くらいまではトイレに行くという報告があり、その程度であれば、あまり心配ないと言えるでしょう。ただ、**毎日のことですから、本人が少しでもつらいと感じるのであれば、医療機関に相談することをおすすめします。**適切な対策をとればシニア世代の夜間頻尿は改善する可能性が高いからです。また、夜間頻尿の原因によっては、セルフケアで改善する場合もあります。

一方、あまりに回数が増えてくれれば、本人は意識していなくても、昼間に居眠りしたり、健康問題が起きる可能性もあります。何度もトイレに行くと転倒などにもつながるので、回数が5回、6回と増えてきたら一度医療機関を受診したほうがいいでしょう。

Q 15 夜トイレに起きて困っています。最初にすべきことは？

A まず16ページの「セルフチェックシート」を試してみてください。

夜間頻尿に困っているなら放置せずに対策をとることが大事ですが、夜間頻尿の対策はひとつではありません。

セルフケアや生活改善で症状が軽くなる人もいれば、病院に行って薬をもらったほうがいい人、また、別の病気が隠れていて、まずその治療をしたほうがいい人など、じつにさまざまです。この本には、自分はまず何をすればいいのかがわかる「夜間頻尿セルフチェックシート」があります（↓P16〜17）。1〜2分で終わるとても簡単なものなので、ぜひ試してみてください。

というのも、**シニア世代の夜間頻尿で一番多いのは「夜の尿の量が増えているタイプ」なのですが、その治療の中心となるのは薬ではなく、自分で行うセルフケアです。**この本では医師が病院でもすすめている効果的なセルフケアを巻頭ページでご紹介していますので、**当てはまる人は、ぜひ今日から取り組んでみることをおすすめします。**

Q16 「排尿日誌」をつけると、そんなにいいことがあるの？

A はい、かなり正確にあなたの夜間頻尿の原因がわかります。

一言で「夜間頻尿」といってもその原因はじつにさまざまで、原因によってとるべき対策が異なってきます。P16〜17の「セルフチェックシート」で、それぞれの原因に適した対策がわかるようになっていますが、**「排尿日誌」をつけるとより正確に原因がわかるので、対策もとりやすくなります。** 排尿日誌というのはトイレに行った時刻や尿の量などを記録したもので、頻尿の有無や昼間と夜間別の尿量、1回の平均排尿量などがわかり、夜間頻尿の原因をかなり正確に知ることができます。

排尿日誌はもともと、医師が診断するために使うものなのですが、あらかじめつけておけば、受診したときに診察がスムーズになります。また、排尿日誌をつけてみると、そんなに心配する必要がないことがわかったり、意外な病気が見つかるきっかけになることもあります。**ただし、次ページで紹介しているように、排尿日誌をつけなくても原因を推測することができるので**、つけ方がよくわからない場合は無理してつけなくて構いません。

Q 17

排尿日誌は、つけないと絶対にダメ？

A いいえ。まずは「昼と夜の尿の量」や「足のむくみ具合」を比べてみて。セルフケアが効果的かどうか、見分ける目安になります。

排尿日誌をつけることは、夜間頻尿の原因を特定するためにとても重要です。とはいえ、トイレに行くたびに、尿の量を測り、記録をつける作業を面倒に感じてしまう人も多いと思います。シニア世代に最も多い夜間頻尿の原因は「夜の尿の量が増えること」ですが、自分もそれにあてはまるかどうかは、**じつは、排尿日誌をつけなくてもある程度推測はできます。それが原因だとわかれば、P20〜27でご紹介しているセルフケアで、症状の改善が期待できます。**

夜の尿の量が増えているかどうか予測する方法はいたって簡単です。おすすめの方法を2つご紹介しますので、チェックしてみてください。

①昼と夜の「1回の尿の量」を比べる

日中にトイレに行ったときに出る1回の尿の量と、夜中に出る1回の尿の量を比べてみてください。排尿日誌をつけるときのように計量カップなどで正確に測らなくても構いません。夜は通常、ホルモンの働きで昼間ほど尿がつくられない仕組みになっていますが、それなのに昼間と同じくらいかそれ以上、夜中も出ているようなら、「夜の尿の量が増えている」と考えられます。

一方、夜中何回もトイレには行くけれど、「昼間のような量の尿が出るわけではない」という人は、別の原因で夜間頻尿の症状が出ている可能性が高いと言えます。

②朝と夜の「足のむくみ具合」を比べる

加齢によって夜の尿の量が増えて夜間頻尿になっている人は、夕方から夜になると、ふくらはぎやすねのあたりがむくむ傾向にあります。そこには水分がたまっていて、それが夜中に尿になって排出されるので、朝になると、むくみが解消されます。

つまり、「夕方から夜は、ふくらはぎやすねのあたりがむくんでいるけれど、夜2～3回以上トイレに起き、朝になるとむくみがほとんどなくなっている」というサイクルを繰り返す人は、夜の尿の量が多いタイプと考えられるのです。ふくらはぎがむくんでいるかどうかは、自分ですぐにチェックできるので確認してみてください（→Q23）。

Q 18

排尿日誌をつけてみようと思います。つけ方を教えて？

A 本書の巻末の日誌をコピーして、トイレに行った時間と尿の量を記録するだけです。まずは、1日分から始めてみてください。

排尿日誌をつける前に準備するものは、尿を測る容器と巻末の排尿日誌のコピーです。基本的にはトイレに行くたびに時間と尿量を記録するだけです。

まず、日誌をつける日を決め、**その日の起床直後の尿（A）から、翌朝最初の尿（B）までを記録します。起きた時間と寝た時間も忘れずに記入します（C）。**尿もれがあれば○印をつけ、どういったタイミングで尿もれしたかを記入します（D）。また、余裕があれば、水やお茶など、飲んだものを記したり（E）、体調や排尿に関して気づいたことがあればメモをして（F）、排尿の合計回数や量などを記入します（G）。

排尿日誌は3日程度つけるのが理想的ですが、連続していなくてもいいので2日分の記録があれば、おおよその排尿パターンがわかります。意識しすぎるとふだんの状態とは違ってしまう可能性もあるので、気楽に、まずは1日分から始めてみてください。

「排尿日誌」のつけ方

5 月 1 日(土)

起床時刻：午前・午後　6 時 30 分 ←Ⓒ
就寝時刻：午前・午後　11 時 30 分

	時間	排尿量	尿もれ（○印）	メモ（水分摂取量など）	
Ⓐ→	6 時50分	220 mℓ		起床直後	
	10 時10分	110 mℓ		朝食後にお茶2杯	←Ⓔ
	11 時40分	mℓ	○	くしゃみをした	←Ⓓ
	〜〜〜	〜〜〜	〜〜〜	〜〜〜	
	4 時20分	200 mℓ			

	翌日最初の排尿時間	排尿量	尿もれ	メモ
Ⓑ→	6 時45分	170 mℓ		

	排尿回数	排尿合計量	尿もれ回数
Ⓖ→	9 回	1680 mℓ	1 回

メモ その日の体調や排尿について、気づいたことなど

尿がチョロチョロと弱々しい感じがする ←Ⓕ

Q 19

排尿日誌をつけるときの容器は、何を使えばいい？

A 古い計量カップがなければ、ペットボトルで作るのがおすすめ。

排尿日誌をつけるときの尿を入れる容器は使っていない大きめの計量カップがあればそれが一番いいと思いますが、**ない場合は、ペットボトルで自作するのがおすすめ。不要になったらそのまま捨てられるのも便利です。**

作り方をご紹介します。

①500㎖か1ℓの空のペットボトルを用意し、上の部分をカッターで切り落とす
②計量カップで50㎖の水を測り、❶に注いでペンで印をつける
③それを繰り返し、300～400㎖くらいのところまで印をつける

切り口は危ないので、ガムテープなどを貼っておくと安心です。

また、100円ショップなどに、注ぎ口が大きく作られていて形が斜めになっている計量カップがありますが（下のイラスト）、**座った状態でも採尿しやすいので、女性にはこちらもおすすめです。**

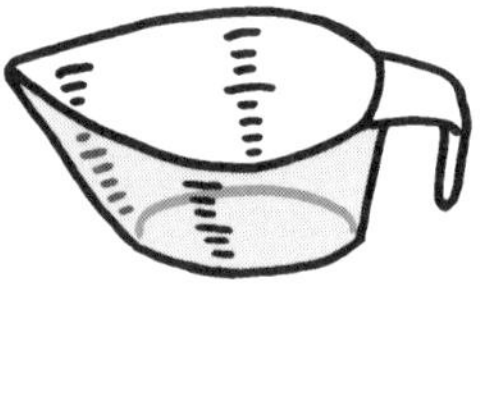

Q20 シニアでも簡単な「排尿日誌のつけ方」を教えて？

A 難しい場合は、夜間は1回1回の量を測らない方法もあります。

排尿日誌をつけると夜間頻尿の原因がわかるので、治療につなげやすくなります。しかし、とくにシニアの人は、夜起きて、トイレに行くたびに量を測るのはどうしても難しい場合があると思います。そういう場合におすすめの方法をご紹介します。

①ペットボトルの上部を切った容器やしびんなどをトイレに置いておく
②夜トイレに起きたら、それに尿を入れていく（尿をためていく）
③翌朝、起床直後の尿も入れて、合計の量とトイレに起きた回数をメモする

こうすると、**夜中に1回1回測って記録しなくても夜に出した尿の合計量はわかるので、多少は楽になります。**昼間はできれば、1回1回の尿の量を測っておいて、自分の1回の尿量を知っておくといいでしょう。

合計した「夜の尿の量」と「昼の尿の量」を比べることで、夜間頻尿の原因を突き止めやすくなります。

Q 21 排尿日誌をつけました。まず、どこを見ればいいの？

A 夜中にトイレに行ったときの尿と、朝一番の尿を足した量が、1日の尿量の3分の1以上かどうか、計算してみてください。

排尿日誌をつけたら、以下の方法で、自分の夜間頻尿が「夜の尿の量が多いこと」が原因かどうか、簡単にチェックできます（P64もご覧ください）。

①朝起きて2番目の尿から翌朝の起床直後までのすべての尿の量を足す
②就寝後から翌朝最初までの尿の量を足す
③❶の3分の1の量を計算する
④❷と❸のどちらの数字が大きいか比べる

これで、③よりも②のほうが大きい場合、夜の尿の量が多いために夜間頻尿になっているとわかります。当てはまる人は、P20〜27で紹介しているセルフケアで改善する可能性が高いので、ぜひ試してみてください。ただし、高血圧や糖尿病などがある場合は要注意です。それらの病気が夜の尿の量を増やしている場合があるので、つけた排尿日誌をかかりつけ医に見せて相談してください。

②よりも③のほうが大きいけれど、夜中何度もトイレに起き、昼間の回数が7回以下の人は、眠りが浅いせいで起きているのを、尿意で起きたと勘違いしていることもあり得ます。睡眠障害などが疑われるので、専門医を受診するのをおすすめします。

次に見るべきポイントは、「1回ごとの尿の量」と「トイレに行く回数」です。**1回の尿量が200㎖以下のことが多く、昼間8回以上トイレに行っている人は、過活動膀胱などによって、膀胱にためられる尿の量が減っている可能性があります。**P28〜32で紹介しているセルフケアがおすすめですが、効果的な薬もあるので、一度病院を受診するといいでしょう。

また、水やお茶など、飲んだものの量を記録した人は1日の摂取量を足してみてください。体重によって多少変わりますが、1日およそ1500㎖の水分を食事以外でとるのが適量です。これを上回っている人は、水分のとりすぎが夜間頻尿を招いている可能性があるので、適量にすると改善することがあります（↓Q44）。

夜間頻尿の原因はさまざまなので、尿もれやその他排尿に関して気づいたことも書いておけば、医療機関を受診するときに診察がスムーズになります。

「排尿日誌」の計算方法

6時50分	220 ml
10時10分	110 ml
13時30分	60 ml
15時40分	180 ml
〜〜〜	〜〜〜
2時50分	130 ml
3時50分	380 ml
4時20分	200 ml
〜〜〜	〜〜〜
翌日最初の排尿時間	排尿量
6時45分	170 ml

起床（6時50分）

就寝（2時50分）

①朝起きて2番目から翌日最初までのすべての尿の量を足す

②就寝後から翌朝最初までの尿の量を足す

③ ［①　　ml］÷3＝［③　　ml］

④ ［②　　ml］≧［③　　ml］

↓

②の量のほうが③よりも大きい場合は、セルフケアで夜トイレに起きる回数が減る可能性が高いので、P20〜27をぜひお試しください。

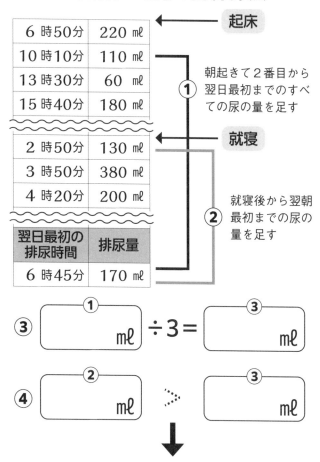

第２章

セルフケア についての疑問18

Q

病院に行かずに治るって本当？

A

薬ではなく、セルフケアで
改善するタイプがあります。

Q22 夜間頻尿に効果的な「セルフケア」ってある？

A はい、「夜の尿の量が多いこと」が原因で夜トイレに起きている場合には、おすすめのセルフケアがあります。

夜トイレに1回でも起きることを「夜間頻尿」と言います。夜間頻尿の原因には「夜の尿の量が多い」、「膀胱《ぼうこう》にうまく尿をためられない」、「眠りが浅い」などがあり、原因がどれかによって、セルフケアが効果的かどうかが変わってきます。

P16〜17のセルフチェックシートで「P20〜27のセルフケアを試してみて」に該当した人は、寝ている間につくられる尿の量が多くてトイレに起きている可能性が高く、夜間頻尿のシニアの7〜8割がこのケースに当てはまります。セルフケアが効果的なタイプですので、ぜひ巻頭ページでも紹介している左のセルフケアを試してみてください。

◎夕方の足上げ（↓P20〜21）
◎弾性ストッキング（↓P22〜23）
◎ゆらゆら体操（↓P24〜25）

◎夕方のウォーキング（→Ｐ26）
◎テーブルスクワット（→Ｐ27）

夜の尿量が多いシニアは下半身のむくみが原因の人が多く、右のセルフケアはむくみの改善に役立つため、２０２０年に発表された**最新の「夜間頻尿診療ガイドライン」でも第一選択肢として推奨されていて、病院でもまずはこれらを行うようすすめられます。**

加齢で筋肉が衰えたり、心臓のポンプ機能が低下すると、血液を押し上げることができずに夕方、水分が下半身にたまってむくみ、夜寝ると尿になるのですが、これらのセルフケアはそういったむくみの改善や予防に役立ちます。

ただ、夜の尿は加齢だけでなく、持病によっても増えることがあるので、高血圧などの病気がある場合はセルフケアよりも、まずはかかりつけ医に夜間頻尿であることを相談してみてください。

また、これらの方法で改善するのは、あくまでも夜の尿の量が多い人だけです。膀胱にうまく尿をためられないなど、その他のことが原因で夜間頻尿になっている人にはこれらは効果がないので、必ず、セルフチェックシートや排尿日誌で自分の夜間頻尿の原因を確認してから行ってください。

Q 23

むくんでいるか、自分でチェックする方法はある？

A はい。夕方に足の「すね」を指で押してみるとすぐにわかります。へこんだ場合は、セルフケアをぜひ試してください。

セルフケアが効果的なタイプかどうかを判断するのに大事な「足のむくみ」ですが、自分が当てはまるのか自信がない人もいるかもしれません。でも、むくみのチェックは病院に行かなくても、自分で簡単にできます。

むくみのチェックは、ふくらはぎがむくみやすい夕方以降に行います。午前中やお昼にやっても、まだ水分が下半身にたまっていないためわかりづらいので、必ず夕方以降にやるようにしてください。

まず、左右どちらかの「すね」の骨の上の固い部分を、指で押してみてください。その後、指を離したときに、あとが残っていれば、むくんでいる証拠です。少しでもむくんでいれば、指のあとがはっきり残ります。もし太っているだけであれば指のあとは残らないので、むくんでいるかどうかは、誰にでも判別できると思います。また、足の甲でもチェッ

【夕方に行う「足のむくみ」チェック法】

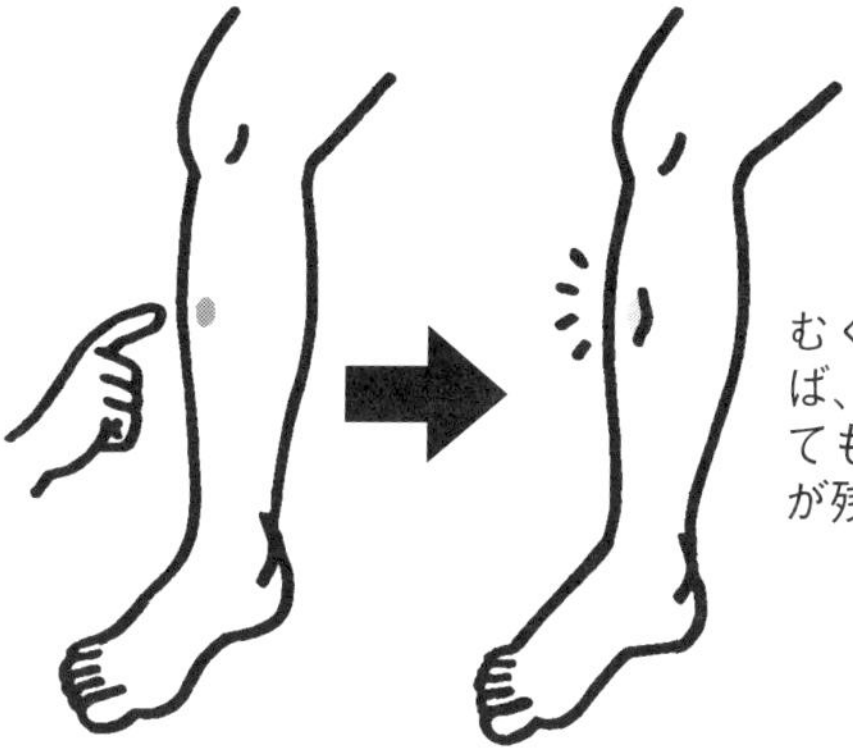
すねの骨の上
の固いところ
を指で押す
むくんでいれ
ば、指を離し
ても指のあと
が残る

クできます。むくんでいれば、すねと同じように指のあとが残ります。

指のあとがわずか1㎜へこむだけでも、片足で200～300㎖の水がたまっているといわれます。大きくへこむような人だと、ペットボトル1本分に相当する500㎖ほどたまっていることもあります。そのまま寝ると、たまった水分が重力を受けなくなって血管に戻るため、血液中の余分な水分を排出しようとして、尿がたくさんつくられ、夜何度もトイレに起きることになります。

病院にくる**75歳以上の3～4人に1人はむくみがあるのではないかと思うほど、シニアにはこのタイプが多いように感じます。**自分がむくんでいるかどうか一度確認して、当てはまる人はぜひセルフケアに取り組んでみてください。

Q
24
「夕方の足上げ」のやり方を詳しく教えて？

A 横になって、30分間、無理のない範囲で足を上げるだけです。下半身にたまった水分を血管に戻すことが目的です。

「夕方の足上げ」は、とても簡単なのに夜間頻尿に効果的、というおすすめのセルフケアです。とはいえ、夜間頻尿の原因はさまざまなので、まずは自分がこのセルフケアで効果を得られるタイプなのか、P16～17のセルフチェックシートで確認してください。該当する人は、この「夕方の足上げ」で夜のトイレの回数が減る可能性があります。ぜひ、今日から試してみてください。

夕方に、あおむけに寝た状態で、足をクッションなどにのせ、10～50cmくらいの高さに上げます。そのままの状態で、30分間キープします。クッションではなく、壁にもたせかける格好で足を上げても構いません。

加齢などによって水分が下半身にたまると、その水分が夜中に尿になってしまいます。この足上げは、ふくらはぎを高く上げて、水分を血管に戻すことが目的です。体は全身の水分を一定の量に保とうとするため、血管に戻った水分は尿として排出されます。こうして夜寝る前に余分な水分を出しきってしまえば、夜中の尿の量が減り、トイレの回数も減るというわけです。**実際に、30分間、足を上げる前とあとで下半身にたまっている水分の量を計測したところ、100㎖近く減っていたという報告もあります。**

足を高く上げるほうが効果を実感しやすいですが、10㎝でも効果はありますので、くれぐれも無理のない範囲で行ってください。

ポイントは、できるだけ30分間行うことです。体が痛くなければそれ以上行っても構いませんが、10分くらいの短い時間では水分が血管に戻りきれず、効果が薄れてしまいます。また、この間に眠ってしまうと、夜眠れなくなり、夜間頻尿に逆効果なので、本を読んだり、テレビを見たりするといいと思います。

足上げをする時間帯は、夕方がおすすめです。遅いと夜に出るおしっこの量がかえって増えてしまうことがありますし、お昼前だと、ふくらはぎがまだむくんでいないので、あまり効果がありません。毎日継続することも大切なので習慣化を意識してみてください。

また、足上げをする時にちょっとした動きを加えたりするとさらに効果があるので、できそうな人は取り入れてみてください（↓Q33）。

Q

25 「夕方の足上げ」は腰が痛いです。やめるべき？

A 高さを調整したりして、楽な姿勢を探してみてください。

「夕方の足上げ」は長い時間、同じ体勢をキープするので、足の上げ具合などによっては体に痛みを感じることがあるかもしれません。痛みを我慢して続けるのはおすすめできませんが、ちょっとした工夫で解決することもあります。

たとえば、腰に痛みを感じる人は、足をのせるクッションなどの高さを調整したり、膝を曲げたりして無理のない体勢をさぐってみてください。膝や股関節に痛みがある人も同じように、自分が楽に感じる姿勢になるよう、足の位置などを変えてみてください。**足上げは、ふくらはぎにたまった水分を血管に戻すことが目的なので、あおむけで足が心臓よりも高い位置にあれば、ちゃんと効果はあります。**

また、足上げを行う時間は30分間が目安ですが、腰などが痛む人は時間を少し短めにして行い、慣れてきたら、徐々に時間を延ばしていくのがコツです。それでも痛みを感じる人は、他のセルフケアをおすすめします。

Q 26

夜寝るときに、足を少し高くするのは効果的？

A いいえ、足を高くして寝ると、尿の量が増えて逆効果です。

夜間頻尿の改善におすすめしている「夕方の足上げ」ですが、行う時間が大きなカギを握ります。**タイミングを間違えると、逆効果になることがあるので要注意です。**

足を上げる目的は、ふくらはぎにたまった水分を血管に戻して、血管内に増えた水分を尿として体の外に出すことです。夕方に行えば、寝る前までに尿として排出されますが、夜寝るときに足を高くして眠りにつくと、ふくらはぎのむくみが就寝中に尿になり、ますます夜の尿の量が増えてトイレが近くなってしまいます。足を高くして寝るのは夜間頻尿には逆効果なので、**足上げは、必ず夕方までに行うようにしてください。**

また、「昼寝」の際に足を高くするのは効果的かどうか、ですが、昼食後の昼寝で足を高くすればそれまでにたまった水分が排出されやすくなるので、夕方に比べれば限定的ですが、昼寝の習慣がある人は試していいかもしれません。ただ、夕方の時間帯に昼寝をするのは夜の睡眠が妨げられて夜間頻尿に逆効果なので、おすすめしません。

Q 27

「弾性ストッキング」ってどんなもの？

A ふくらはぎを締め付ける靴下のようなもので、足のむくみを予防改善して、夜トイレに起きにくくなります。

「弾性ストッキング」は、通常のストッキングより締め付ける力が強くなる特殊な編み方で作られた靴下のようなもので、日中はいておくだけで、ふくらはぎのむくみを予防・改善してくれるアイテムです。「ストッキング」と言うと女性向けのものをイメージするかもしれませんが、見た目はほぼ靴下なので、男性も抵抗なく使用できると思います。また、はいておくだけでいいので、「夕方の足上げ」など、他のセルフケアを行うのが難しいシニアにもおすすめです。

弾性ストッキングは、足首の部分がもっとも着圧が強く、ふくらはぎのほうにいくにしたがって、少しずつ圧が弱くなるように作られています。**足首から段階的に圧迫することで、血液が下から上に流れやすくなり、着圧の変化で血行を改善してむくみを予防します。**

このため、弾性ストッキングで改善が期待できるのは、夜間頻尿の人の中でも、夕方ふ

弾性ストッキングで夜の尿の量が減った

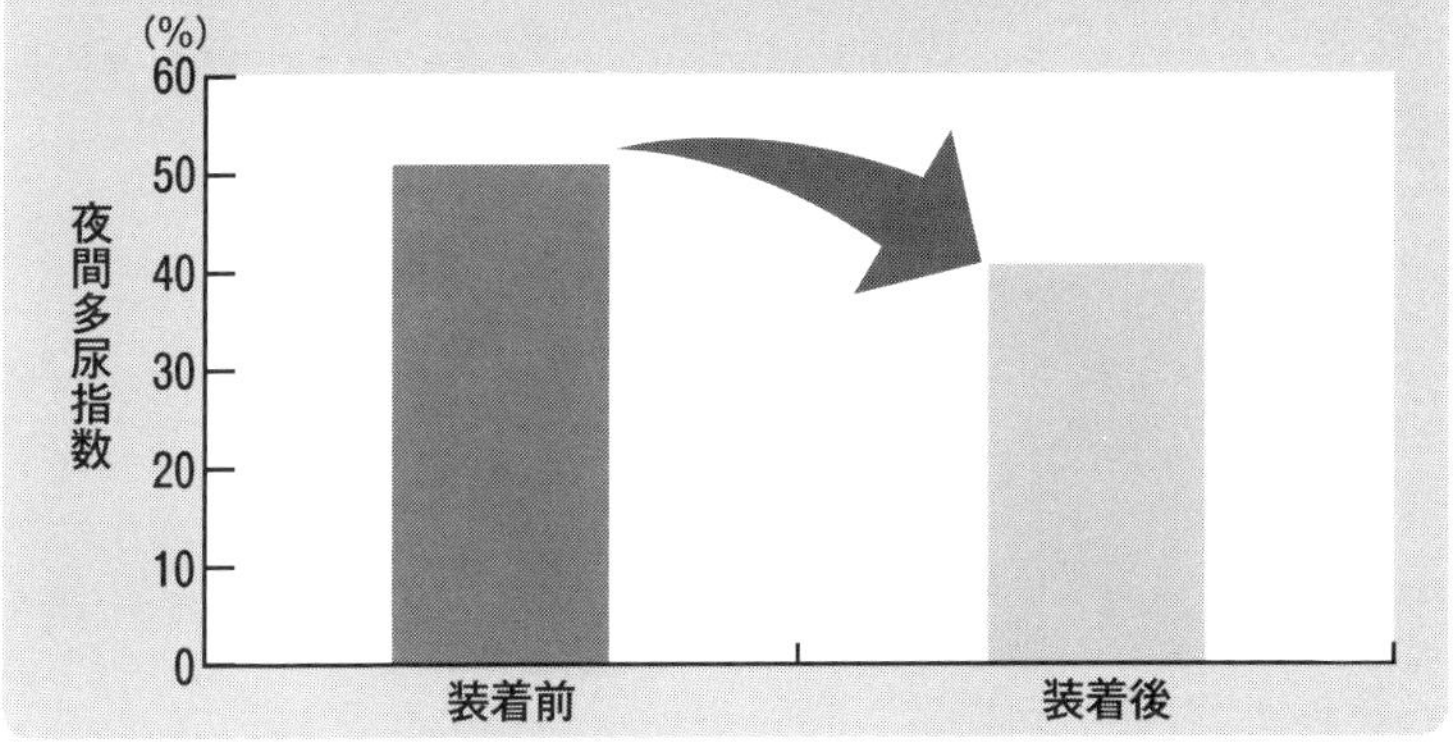

夜間排尿回数2回以上で、足にむくみのある23人に弾性ストッキングをはいてもらったところ、24時間尿量のうち夜間尿量が占める割合を示す「夜間多尿指数」が減少し、量にして平均約300㎖減った。

データ提供◎宮津武田病院院長　曽根淳史医師

くらはぎがむくむタイプの人です。このタイプの人たちは、加齢による足の筋肉の衰えなどで血流が滞って夕方にふくらはぎに水分がたまり、夜にその水分が尿になります。弾性ストッキングで、ふくらはぎのむくみを防ぐことができれば、夜につくられる尿量が減り、夜間トイレに行く回数も少なくなるのです。

実際に、65歳以上の高齢者23人を対象とした国内の調査では、2〜3か月間、**朝から夕方まで弾性ストッキングを着用した結果、しない場合と比べて、トイレ約1回分相当の300㎖ほどが減ったというデータもあります。**

ただし、弾性ストッキングをはいてはいけない人もいるのでその点は注意が必要です（→Q30）。

Q
28 「弾性ストッキング」は、どこで買えるの？

A 病院などで売っている医療用のものを購入するのがおすすめですが、ドラッグストアなどでも買うことはできます。

「弾性ストッキング」は、夜の尿の量が多く、ふくらはぎにむくみがある夜間頻尿の改善に役立つため、医師も推奨しているものです。弾性ストッキングというと、ドラッグストアやインターネットで購入できる市販品をイメージする人もいますが、夜間頻尿の対策には、病院でサイズなどをしっかり計測してから購入する「医療用」がおすすめです。

とはいうものの、**すぐに病院に行くのが難しいから、まずは市販品を試してみたいという人は、次のポイントに気をつけたうえで試してみてもいいでしょう。**

市販の弾性ストッキングは、ドラッグストアなどでむくみ対策用として販売されています。腰まである「パンストタイプ」、太ももまで覆う「ストッキングタイプ」、膝までの「ハイソックスタイプ」などがありますが、夜間頻尿の対策には、ハイソックスタイプがおすすめです。締め付ける面積が少なく、はきやすいのが特徴です。つま先まで覆わないタイプの商品もありますが、指先に水分がたまってしまうことがあるので、必ず、「つま先まで覆うタイプ」を選ぶようにしてください。

市販品の弾性ストッキングには、足を細く見せるための美容目的の商品など、さまざまな種類があるので、どれがいいのか迷うと思いますが、パッケージに「血行促進」や「むくみ対策」などの表記があるものを選ぶといいと思います。また、**着圧が強すぎると、かえって血行が悪くなったり、皮膚炎になったりといったトラブルが出てくる可能性があるため、着圧があまり強くないものか、少し大きめのサイズから始めることをおすすめします。**

自分に合わないものを着用し続けると、血流が悪化してさまざまな合併症が起きることもありますし、弾性ストッキングは、あくまで加齢によるポンプ機能の低下で下半身がむくむタイプの夜間頻尿の人に効果があるものです。効果を感じられなかったり、違和感を覚えたりする場合は、使用を中止して専門医に相談しましょう。

また、はいてはいけない人やはく時間帯にもポイントがあるので、その点にも注意が必要です（↓Q30・31）。

Q 29 市販品と医療用の弾性ストッキングはどう違うの？

A 医療用は病院でサイズなどを正確に測ってから購入します。

ドラッグストアで購入できる弾性ストッキングと、病院で買える医療用の弾性ストッキング。名前は一緒ですが、じつはいろいろな違いがあります。**製品としての一番大きな違いは、ふくらはぎを圧迫する力の強さです。**一般的に、市販のものは圧迫する力が医療用より弱いので、夜間頻尿を改善するには、おすすめの運動（↓Q33）と組み合わせるなどしたほうが効果を実感しやすいと思います。**医療用は締め付ける力が強いので最初ははくのが難しいかもしれませんが、そのぶん高い効果が期待できます。**

医療用は、まず病院でむくみの程度などを詳しく検査し、医師が弾性ストッキングで夜間頻尿が改善するタイプかどうかを判断します。そのうえで、着圧やサイズなど適切なものを選び、はき方を医療スタッフから教わります。市販品を試してみて効果が不十分だと感じる場合は、サイズなどが合っていない可能性が高いので、病院で最適なものを選んでもらうといいかもしれません。

Q 30 弾性ストッキングをはいてはダメな人は？

A むくみが熱をもっている人や糖尿病の人などは注意が必要です。

弾性ストッキングが夜の尿量が多いタイプの夜間頻尿に効果があるなら、「すぐに使ってみたい」と思う人もいるでしょう。しかし、左のような症状がある人は、血管の炎症やリンパ性浮腫など、他の病気が隠れている可能性もあるので、事前に必ず医師に相談してください。

◎むくみが熱をもっている
◎左右の足で、むくみの程度が大きく違う
◎朝起きたあとも足がむくんでいる

また、**糖尿病などの持病がある人も注意が必要です。**たとえば糖尿病では、末梢神経障害がある場合、知覚が鈍く、痛みや圧力を感じにくくなっているため、使用によって血流障害が起きていても気づかずに着用し続けてしまうおそれがあります。また皮膚の合併症などが起きやすい場合もありますので、はく前にかかりつけ医に相談してください。

Q31 弾性ストッキングは、いつはけばいい？

A 朝起きてすぐはき、できれば夕方まではき続けてください。

弾性ストッキングは、はいておくだけでいい手軽な対策ですが、「気が向いたときにはく」というのでは、なかなか効果を発揮しません。とくに、はきはじめるタイミングが重要で、朝起きたらすぐに着用するよう心がけてください。

夜間頻尿に悩む人のうち、足に水分がたまり、それが夜中に尿になるタイプの人は、**夕方になるとむくむというケースがほとんどです。朝のうちに着用すれば、夕方のむくみをしっかりと予防でき、夜の尿量を減らすことにつながります。**また、弾性ストッキングは締め付けがきついので、最初は、はくのが大変だと感じる人もいますが、むくみがほとんどない朝ならば、はきやすいというメリットもあります。

夕方まではき続けるのが理想的ですが、痛みなどの違和感があれば、無理をせず着用時間を短くしてください。夜間の着用は、かえって血液の循環を悪くしてしまうことがあるのでNG。就寝時は必ず脱ぐようにしましょう。

Q 32

きつくて弾性ストッキングを長い時間はけませんが…?

A 少し大きめのサイズにしたり、時間を短くしてください。

弾性ストッキングをはじめて使う人は、慣れていないので、はきにくかったり、違和感があったりすることがあります。「きつくて弾性ストッキングを長くはけない……」と思ったら、少し大きめのサイズから試してみることをおすすめします。

着用する時間を短くするのもOKです。夜間頻尿の改善には、朝から夕方まではき続けるのが理想ですが、**最初は使用時間を3時間くらいにして、その後、徐々に4時間、5時間と長くしていってもいいです**。ただし、午後からはこうとすると、足がすでにむくんでいて、はきにくくなるので、使用時間を短くする際でも「朝起きたらすぐにはく」ことがポイントです。

最初は、締め付ける力が強くて使いにくいと感じても、使用するうちにむくみの症状が軽くなり、多くの場合、2~3か月もすると簡単にはけるようになります。ただし、むくみが熱をもったり、痛みが強くなったりしたら使用を中止して専門医を受診してください。

Q33 夜間頻尿におすすめの運動を教えて？

A 夕方ふくらはぎに水がたまるタイプの夜間頻尿の人には、「ゆらゆら体操」や「夕方のウォーキング」などが効果的です。

シニアの夜間頻尿の大半は、夜の尿の量が多いことが原因です。そのため、夜間につくられる尿を減らすことができれば、多くの場合、夜のトイレの回数を減らすことができます。**そのためのポイントは「下半身の血流アップ」です。**加齢などによって心臓やふくらはぎの筋肉が衰えてポンプ機能が弱まり下半身の血液循環が滞ると、血管から水分が漏れ出し、ふくらはぎにたまります。これが夜中に尿になり、夜間頻尿を招きます。**むくみを防ぐためには、下半身の筋肉を動かして血流をよくする運動が役立ちます。たとえば、巻頭ページでも紹介している左の方法がおすすめです。**

◎ゆらゆら体操（↓P24〜25）
◎夕方のウォーキング（↓P26）
◎テーブルスクワット（↓P27）

「ゆらゆら体操」は、あおむけに寝て、壁に足をもたせかけ、足を軽く動かします。P20～21で紹介している「夕方の足上げ」の体勢で、足を少し動かすだけなので、足上げのついでにできるというメリットがあります。足上げだけを行う場合と比べて、血流がよりアップします。動かし方は「左右にゆっくりとゆらゆらさせる」、「足を活発にぶらぶらさせる」の2パターンです。筋肉の動きが大きい分、ぶらぶらさせるほうが効果は高いですが、高齢者には難しいので、その場合は、ゆらゆらさせるだけでも十分効果が期待できます。くれぐれも無理のない範囲で取り組んでください。

「夕方のウォーキング」も、下半身にたまった水分の循環を促したり、余分な水分を汗として排出したりするので、夜の尿量を減らす効果があります。朝にウォーキングする習慣の人もいると思いますが、夜間頻尿でお悩みの場合は、むくみやすい夕方に30分ほど行うのがおすすめです。弾性ストッキングをはいて行うとより効果的です。

「テーブルスクワット」も、下半身の筋肉が鍛えられるので、夕方行えば、むくみの改善につながります。テーブルが体を支えてくれるので、通常のスクワットは難しい人にもおすすめです。イスを後ろにおくなど、転倒予防策をとりながら、自分の体力に応じて試してみてください。つらくない程度に取り組み、継続することが大切です。

Q
34 骨盤底筋を鍛えるといいってTVで見たのですが…？

A 骨盤底筋トレーニングは効果の出る人と出ない人がいます。自分の夜間頻尿のタイプを確認することが大切です。

「尿トラブルには骨盤底筋が関係しているから鍛えましょう」という情報をテレビなどで見たことがある人も多いと思います。骨盤底筋は骨盤の底にあり、ハンモックのように膀胱や直腸、子宮などの骨盤内の臓器を下から支えている筋肉です。また、尿道や肛門を締める役割も担っているので、ここがゆるんでしまうと尿もれなどのトラブルが起こることがあります。

骨盤底筋がゆるむ原因としては、たとえば出産や加齢による場合や、閉経による女性ホルモンの低下による場合などがあり、その状態を放置すれば頻尿や夜間頻尿の症状が出てくることもあります。その場合は、骨盤底筋トレーニングで骨盤底筋を鍛えることで改善が期待できます。

しかし、夜間頻尿は骨盤底筋の変化が原因によって起こるものだけではないので、それ

それの原因に応じた対策が必要です。

たとえば、足の筋肉が衰えて血液の戻りが悪くなった結果、ふくらはぎに余分な水がたまり、これが夜中に尿になってしまうという場合には、夕方に足を上げて水分を血管に戻したり、弾性ストッキングを着用したりするセルフケアが役立ちます。水を飲みすぎているのであれば、適切な水分摂取量を意識することが大切です。これらに該当する人がいくら骨盤底筋を鍛えても、夜中のトイレの回数が減ることはないと思います。

夜間頻尿にはさまざまな原因があり、複合的に絡み合って症状が出る場合もあります。原因によって対処法も異なるので、尿トラブルがあるから骨盤底筋を鍛えようと決めてかかるのではなく、まずは原因を特定することが大事です。

夜間頻尿に悩んでいる人で骨盤底筋を鍛えると改善が期待できるのは、夜間トイレに起きる以外に、急に強い尿意を感じるなど、他の症状もある人です。

P16〜17のセルフチェックシートで「P28〜32のセルフケアを試してみて」に該当した人はぜひ、骨盤底筋トレーニングや、おしっこトレーニング（→Q35）などを試してみてください。

Q 35 過活動膀胱におすすめのセルフケアを教えて？

A 寝ながらできる「骨盤底筋トレーニング」と、トイレを我慢する「おしっこトレーニング」がおすすめです。

夜間頻尿の原因のひとつである「過活動膀胱」は、我慢できない強い尿意や昼間の頻尿など、さまざまな症状を引き起こします。高齢になるほど多くなりますが、**P16～17のセルフチェックシートで「P28～32のセルフケアを試してみて」に該当した人はセルフケアによって症状が改善することがあります。おすすめは、巻頭で紹介している以下の2つの方法です。**

◎骨盤底筋トレーニング（↓P28～29）
◎おしっこトレーニング（↓P30～31）

過活動膀胱の原因のひとつに、膀胱など骨盤内の臓器を支える「骨盤底筋」や、尿道を締める「尿道括約筋」の衰えがあります。骨盤底筋トレーニングは骨盤底筋と尿道括約筋の両方を鍛えられるので、過活動膀胱をはじめとするさまざまな尿トラブルに効果的です。

コツは、おならを我慢するように、肛門をすぼめるように意識して行うことです。また、トレーニングの効果を確実に得るには、毎日の習慣にして1～2か月ほど続けることが大切です。毎日というと面倒に思うかもしれませんが、あおむけの姿勢だけでなく、座って行う方法や、立って行う方法も身につけて、ちょっとした空き時間にできるようにすると継続するのが楽になります。

おしっこトレーニング（膀胱訓練）は、尿を我慢し、膀胱にたまる尿の量を少しずつ増やして排尿回数を減らす効果があります。

過活動膀胱では、膀胱にためられる尿量が減ってしまい、頻尿が起こります。これを改善するには、膀胱にためられる尿量を少しずつ増やしていく必要があり、そのために行うのがおしっこトレーニングです。最初は尿意を感じてから3分間我慢し、それがうまくいったら5分、10分と延ばしていけば、高齢者でも我慢する時間を長くできます。

トレーニングによって排尿間隔が4時間程度になると、トイレの心配をせずに日常生活を送れるようになるので、これを最終目標にして、気長に取り組んでみてください。ただし、膀胱炎や前立腺肥大症で重い排尿障害がある場合は、行ってはいけません。なお、骨盤底筋トレーニングとおしっこトレーニングを合わせて行うと、より効果が期待できます。

Q36 過活動膀胱にマッサージがいいって本当?

A はい、寝る前に会陰部をやさしく刺激する「会陰さすり」をすると、トイレに起きる回数が減りやすくなります。

過活動膀胱によって夜間頻尿になっている人におすすめのセルフケアとして、骨盤底筋トレーニングやおしっこトレーニングを紹介しましたが、それらは効果が現れるまでに時間がかかる場合があります。**ここで紹介する「会陰さすり」は、早ければその日からトイレに起きる回数が減ることがあります。**

Q54の過活動膀胱セルフチェックシートで過活動膀胱が疑われて、夜間頻尿で困っている人におすすめです。

では、実際にどのようにするかというと、とても簡単で、肛門と生殖器の間にある「会陰部」というところを指で1分間さするだけです（詳しいやり方はP32）。一番大事なポイントは、やさしくさするということ。強く刺激すると逆効果になってしまいます。

過活動膀胱は、尿が十分にたまっていないのに、自律神経の乱れによって膀胱の筋肉を収縮する指令が出されて頻繁に尿意を感じる状態のこと。会陰部をやさしく刺激するとその刺激が脊髄の下のほうにある仙髄というところに伝わります。**仙髄は膀胱の筋肉をコントロールする自律神経が通う場所なので、自律神経の膀胱への指令が遮断されて膀胱の過剰な収縮が抑えられるのです。**ところが、刺激が強いと、膀胱を収縮させるように逆に作用してしまうため、やさしく会陰部を刺激することがとても大事なのです。

実際に、会陰部をやさしく刺激することが、膀胱の収縮を抑制する効果があることをラットの実験で確認しています。

この「会陰さすり」は基本的にどこで行っても構いませんが、お風呂などの皮膚が濡れるところでは感触が変わる可能性があるので、やらないほうがいいです。時間としては、寝る前がおすすめ。また、日中にやれば日中の頻尿に効果的です。1日に最低でも1回(1分)はやっていただきたいです。

過活動膀胱には抗コリン薬などの薬もありますが、便秘や口の渇きなどの副作用で続かないこともあります。そういう場合にもおすすめです。なお、この会陰さすり専用のローラーも市販されています。「ソマプレーン」という名前の商品で、指の代わりにそのローラーを使ってもＯＫです。

Q37 前立腺肥大症にも効果的なセルフケアはあるの？

A 前立腺肥大症はよく効く薬があるので、薬での治療が一般的です。

シニア男性の多くが、排尿の勢いが弱まる、たびたび排尿したくなる、尿もれが起こるなどのトラブルに悩んでいます。これらの根底にあるのが「前立腺肥大症」という病気で、夜間頻尿を引き起こすこともあります。

前立腺肥大症は、薬による治療を行うのが一般的です。**薬で症状が改善する場合が多く、治療しないまま長期間放置すると、症状が悪化してしまう可能性があります。**重症化すると手術が必要になることもあるので、気になる人は、早めに病院を受診することをおすすめします。

一方、薬による治療と合わせて、食生活の改善やセルフケアが症状を軽くすることもあります。まずは1日の適切な水分摂取量（→Q44）をチェックして、水を飲みすぎないように意識しましょう。また、前立腺肥大症の人は塩分をとりすぎている場合があり、症状を悪化させることがあるので注意が必要です。

Q
38
セルフケアの効果が出ません。どうすべき？

A 2か月試して効果がなければ、病院を受診してください。

薬による治療であれば、多くの場合、1か月ほどで効果が出ますが、セルフケアは効果を実感するまでに時間がかかることがほとんどです。面倒に感じるかもしれませんが、**副作用がないのは薬にはないメリットなので、しばらく継続することをおすすめします。**

この本で紹介した「夕方の足上げ」、「弾性ストッキング」、「ゆらゆら体操」、「夕方のウォーキング」などのセルフケアは、いずれも、効き目を実感できるまでに2か月ほどかかることが多いです。ですから、しっかりセルフケアをやったのに、効果が感じられない……とがっかりせず、まずは習慣化することを目指しましょう。

ただ、2か月以上続けてみても効果が感じられない場合は、合わないセルフケアを行っていたり、他の病気が隠れていたりする可能性も考えられるため、専門医に相談してください。症状が悪化したり、違和感があったりする場合も、2か月を待たず、早めに受診するようにしてください。

Q
39
眠りを深くして、夜間頻尿を改善させるセルフケアは？

A
「昼の過ごし方」や「寝る前の明かり」を工夫するなどのセルフケアで、トイレに起きる回数が減ることがあります。

加齢によって眠りが浅くなると、それが夜間頻尿を引き起こすことがありますが、その場合にもセルフケアはいろいろあります。1日の流れの中でいうと、たとえば左のようなものが挙げられます。

◎朝は、なるべく決まった時間に起きる
◎日中は、しっかり日光を浴びる
◎夕方に、軽い運動を行う
◎夜は、寝る1時間前から部屋を少し暗くする

朝決まった時間に起きると、通常それから15～16時間後には眠たくなります。それが夜一定の時間に眠くなるための一番の方法といっていいと思います。また、日中にしっかり光を浴びることも大切。とくに朝にたくさんの光を浴びると、夜、眠りを誘うホルモンの一種であるメラトニンの量が増え、ぐっすり眠りやすくなります。

快眠のためには適度な運動もおすすめです。タイミングとして効果的なのは夕方。適度な疲労感と体温変化が自然な眠りを誘います。さらに、夜は、寝る1時間前くらいからテレビやスマホなどは避けるようにして、部屋を少し暗くしてリラックスできるような環境をつくるのがおすすめです。

その他、夜間頻尿全般に対するセルフケアとも重なりますが、寝る前に水を多く飲んだり、夕飯時や就寝前にコーヒーなどのカフェインを含む飲み物やアルコールを控えることも大事です。このように、普段の生活で気をつけることがよい睡眠につながります。

また、夜間頻尿の人の中には、昼間眠いという人もいると思います。その場合は昼食後に15～30分の短時間の昼寝を行うのがコツです。

こうした日常生活でできるセルフケアをまとめたものが、次のページで紹介している「夜間頻尿セルフケア10カ条」です。ぜひ、できるものから試してください。

ただし、睡眠時無呼吸症候群やむずむず脚症候群など、なんらかの睡眠の病気によって眠りが浅くなっている場合はセルフケアではよくならないので、睡眠の専門医に診てもらう必要があります。

睡眠を改善させる夜間頻尿セルフケア 10カ条

加齢などによる眠りの浅さが夜間頻尿を引き起こしている場合は、以下のようなセルフケアで眠りが深くなると、夜間頻尿の改善が期待できます。

① 寝る直前に水を飲まないようにする。

② 寝る3～4時間前からコーヒー、紅茶、日本茶などのカフェイン類やアルコールを飲まないようにする。

③ 寝る前の1時間と、トイレに起きたときなどの中途覚醒時の喫煙を避ける。

④ 寝る1時間前から部屋の明かりを暗くして、音楽や香り（アロマ）など、リラックスできる環境を作る。

⑤ 昼間にしっかり日光を浴びる。

⑥ 朝は決まった時間に起きる。

⑦ 規則正しい時間に食事をする(とくに朝食)。

⑧ 寝る1～2時間前にお風呂に入る(40～41℃で約20分間)。

⑨ 昼食後に約30分の昼寝をする(午後3時以降は行わないようにする)。

⑩ 夕方に軽い運動を行う。

第3章

原因についての疑問23

Q

なんで
夜中トイレに
起きちゃう？

A

原因は人によって違い、
じつにさまざまです。

Q

40

なんで、寝てるのにトイレに起きちゃうの？

A

夜トイレに起きる原因はおもに3つありますが、シニア世代にとても多いのは「夜の尿の量が多いから」です。

夜トイレに起きる原因はひとつではなく、じつはとてもたくさんあります。過活動膀胱《ぼうこう》などの尿に関する病気が関係している場合ももちろんありますが、病気とは関係なく、むしろ健康意識が高いがゆえの生活習慣が夜間頻尿を引き起こしている場合もありますし、他の病気のためにのんでいる薬が影響していることもあります。そういったさまざまな原因を整理すると、左に挙げた3つにおもに分けることができます。

①夜の尿の量が多いから

②膀胱に尿をうまくためられないから

③眠りが浅いから

この中でシニアに多いのはひとつ目の「夜の尿の量が多いから」。シニアのおよそ70％～80％はこれが夜トイレに起きる原因です。

夜の尿の量が多くなる理由としては、水やカフェインの飲みすぎなど、毎日の習慣が原因となっているものから、高血圧や糖尿病、心不全などの病気が原因になっているもの、血液の循環がうまくいかず下半身にむくみとして水分がたまっているケース、加齢による抗利尿ホルモンの分泌量の減少など、さまざまです。

2つ目の原因である「膀胱に尿をうまくためられないから」は、膀胱が加齢によってしなやかさを失って、尿を膀胱にしっかりためられなくなり、頻尿になってしまうタイプです。「過活動膀胱」や「前立腺肥大症」などの病気によって膀胱が過敏になり、尿がほんの少したまっただけで強い尿意を感じるようになって頻尿になることもあります。

3つ目の原因は「眠りが浅いから」。これは加齢によって睡眠が変化することや、不眠症や睡眠時無呼吸症候群などの睡眠に関する病気によって起こります。夜何度も目覚めたときに実際は眠りの浅さが原因で目が覚めたにもかかわらず、尿意で目が覚めたと勘違いしてしまうことがあるのです。

夜間頻尿の治療法は原因によって異なり、さらに、複数の原因が絡み合って夜間頻尿を引き起こしている場合も多いので、その人の原因をしっかりと見極め、対応することが大事です。

Q 41 「夜の尿の量が多い」ってどのくらいのこと？

A シニア世代は夜の尿が1日の33％以上、若い人は20％以上です。

シニアに多い夜間頻尿の原因は「夜の尿の量が多い」ことです。夜の尿の量が多いことを「夜間多尿」といいますが、どのくらいの尿が出ていることをいうかというと、丸1日の尿の量のうち、夜間の尿が3分の1（33％）以上を占めている場合です。

具体的な調べ方としては排尿日誌を使います。ここでいう「夜間の尿」は寝ているときの尿と翌朝1回目の尿を足したものになります。なぜ翌朝1回目も足すかというと、夜寝ているときにつくられた尿だからです。「1日の尿」は起床2回目以降の日中の尿の量に「夜間の尿」を足したもの。**この「1日の尿」の3分の1よりも「夜間の尿」が多ければ夜間多尿ということになり、夜間頻尿で悩んでいるシニアはこの状態になっていることが多く、中には夜間の尿が2分の1を占めている場合もあります。**

なお、3分の1以上というのはシニアの場合です。夜間多尿に比較的なりにくい若い人は、5分の1（20％）を超えると夜間多尿になります。

Q 42

なんで「夜の尿」が多くなるの？

A 意外に多いのが「水分のとりすぎ」です。

テレビや雑誌、インターネットなどで、「シニアは水をたくさん飲んだほうがいい」といった情報を見かけることがあります。たしかに適切な水分補給は大事ですが、**寝る前などにたくさん水を飲むと、当然寝ている間につくられる尿の量が多くなり、トイレに起きやすくなってしまいます。**シニアの夜間頻尿の一番多い原因は、「夜の尿の量が多いから」ですが、その原因としてじつは意外と多いのが「水分のとりすぎ」なのです。

そのため、夜間頻尿を防ぐために有効な生活指導として、まず挙げられるのは適切な水分摂取量を守ることです（→Q44）。水分摂取量を守っても夜間頻尿が改善しない場合は、体内の水分がむくみとしてふくらはぎなどにたまっていたり、病気によって尿が増えているなど、別の原因が考えられます。

まずは、1日に飲んだ水やお茶やお酒などの量をメモして計算するなどして、水の飲みすぎが原因になっていないかを確認してみてください。

Q 43 水を多く飲むと血液サラサラになれるのでは？

A いいえ、飲む水の量と血液のサラサラ度は関係ありません。

「脳梗塞の予防に水分をとって血液をサラサラにしましょう」という情報を、テレビやインターネットで見かけたことがある人もいるかもしれません。ただ、これには誤解があります。水分をしっかりとらなくてはいけないのは、脱水を防ぐためです。飲む水の量と血液のサラサラ度は、じつは関係ありません。これを実証する実験も行われています。

協力者に寝る前までの時間帯に2リットル以上の水分をとってもらい、翌朝の血液の粘度（サラサラ度）を調べたところ、サラサラ度の数値は通常時に比べて変化はなく、排尿の回数が増えただけでした。こうした実験結果からも、飲水量と血液のサラサラ度には関係はないと言ってもいいと思います。

一方で、脱水状態になってしまうと、血液が濃縮されてしまうために血液の粘度が高くなり、脳梗塞などのリスクが上がることは報告されています。適切な水分をとることは大事ですが、健康効果を期待して水をたくさん飲む必要はありません。

Q 44

水分をとらないと脱水が心配ですが…？

A 体重あたり20㎖くらいが適切な摂取量と考えられます。

シニアの中には、脱水を気にするあまりに水を飲みすぎていて、それが夜間頻尿を引き起こしているケースも見かけます。そのため、患者さんに排尿日誌をつけてもらい、水分をとりすぎていないかを判断することがあります。

それでは、1日にどのくらいの水分をとるのが正しいのでしょうか？ 体重あたり20㎖くらいの水分摂取を意識してもらうと、脱水の心配もなくいいと思います。たとえば、体重60kgだったら、1200㎖ということになります。

ただし、水分摂取の基準はこの方法以外にもいくつかあり、たとえば食事以外での水分を1・5ℓ以内に抑え、夕食後のカフェインやお酒の摂取を控える方法もあります。いずれにしても飲水制限をすることで夜間の排尿が1〜1・5回くらい減ることが報告されています。**とくに夕方以降の水分摂取を減らすと効果が出やすいので、夜間頻尿で困っている人は「寝る前のコップ1杯の水」や「夕食後のお茶」などを気をつけてみてください。**

Q 45

お茶などのカフェインは飲んではダメ？

A いいえ、昼間に適量を飲む分には問題ありません。

緑茶やコーヒーなどに含まれるカフェインは、利尿作用があるため、飲んだ量以上に尿が出てしまいます。そのため、一般的に頻尿の人は、カフェインは控えたほうがいいと言われますが、「夜に限って尿が増え、就寝中にトイレに起きてしまう」という症状でお悩みの場合は、朝や昼間飲む分に関して、カフェインが含まれているかどうかを気にする必要はあまりありません。

夜間頻尿の原因のひとつは、昼間にため込んだ余分な水分が、就寝中に尿になることです。このため、**日中にカフェインをとれば、寝る前に体内の余分な水分を尿として排出しやすくなり、場合によっては夜の尿量が減る可能性もあります。**ただし、たくさん飲みすぎれば寝る前に出しきれないので適量を心がけてください。

また、夕方以降に飲むと、寝る前に尿を出しきれず、夜中の尿量が増えてしまうので、夕方以降は控えるのをおすすめします。

Q
46
お酒はどのくらいの量なら飲んでもいい？

A アルコール度数の低いお酒にするのがポイントです。

お酒は夜間頻尿を引き起こす原因のひとつと言われています。夜間頻尿でお悩みの人には、なるべくお酒を控えることをおすすめしています。

お酒が夜間頻尿によくない理由は2つあります。ひとつ目はお酒を飲むことによって「体内の水分量が増えること」。これにはお酒自体の水分もありますが、アルコールを分解するために水分が必要になるので、水やお茶などを多く飲んでしまうからでもあります。

2つ目は、お酒を飲むことで「睡眠が浅くなること」。お酒は寝るときの入眠には有効ですが、お酒を飲んだときに発生するアセトアルデヒドには、睡眠を覚醒する効果があります。その結果、深い眠りを邪魔して夜中に何度も目覚めてしまい、夜間頻尿になりやすくなるのです。

つき合いなどでお酒を飲まなくてはいけない場合は、このアセトアルデヒドを増やさないように、アルコール度数の低いお酒をほどほどに飲むことをおすすめします。

Q 47

年をとると、なんでトイレに起きやすくなるの？

A 加齢で筋肉が衰えたり、ホルモンが変化したり、眠りが浅くなったり、また、尿まわりの病気になりやすくなったりするからです。

中高年になると夜間頻尿に悩む人は増え、年齢とともにその割合は増えていきます。**70代以降ではおよそ9割以上の人が夜間頻尿というデータもあります。**では、なぜ年齢とともに増えるのでしょうか。

理由のひとつは加齢によるホルモンの変化です。通常、夜間は尿の量を少なくするホルモンである「抗利尿ホルモン」が分泌され尿量を調節しています。ところが、高齢になると、このホルモンの分泌量が減り、夜間につくられる尿の量が増えて、トイレに起きやすくなってしまいます。

また、年齢とともに「過活動膀胱」や「前立腺肥大症」といった病気も増えますし、眠りも浅くなりやすく、これらも夜間頻尿を引き起こします。

さらに、**高齢になるとトイレに起きやすくなる大きな理由のひとつとして、「ふくらは**

【ふくらはぎに水分がたまるしくみ】

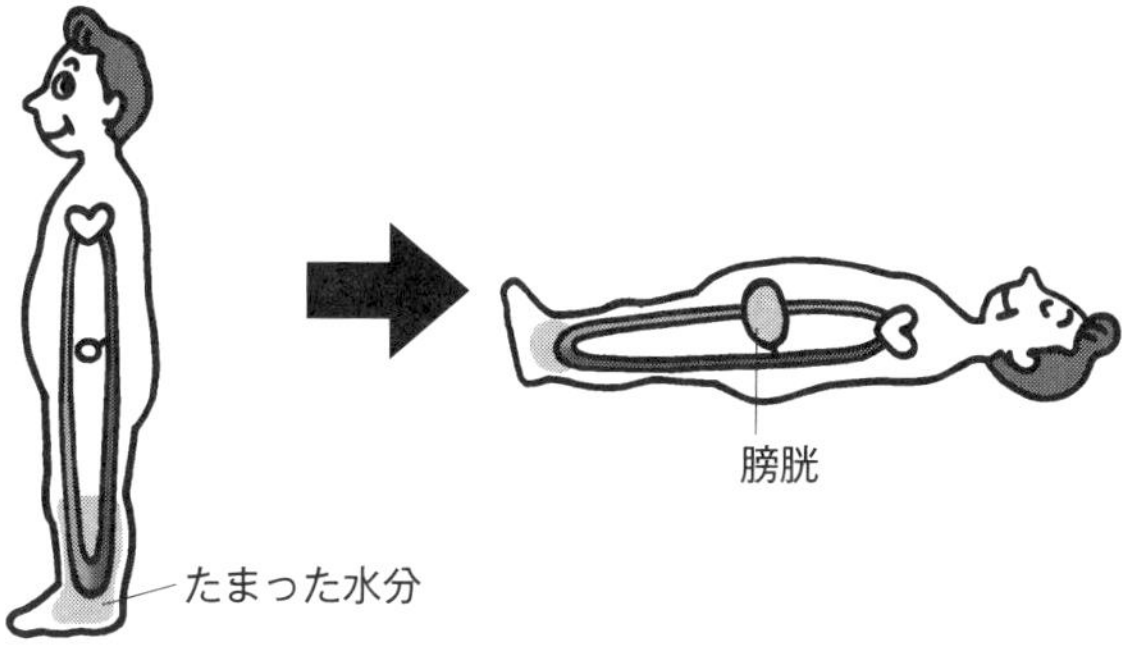

筋肉が衰えると、ポンプ機能が弱まって下半身に水分がたまってしまう。

その状態で横になると、重力の影響を受けなくなった水分が血液中に戻り、膀胱で尿がつくられ、夜トイレに起きやすくなる。

ぎや心臓の筋肉の衰え」が挙げられます。

体の血液を全身に送っているポンプの役割を果たしているのは、心臓やふくらはぎなどの筋肉です。ところが加齢によってこれらのポンプ機能が弱まると、血液を重力に逆らって下から押し上げられなくなります。すると血管から水分がもれ出して、むくみとしてふくらはぎにたまってしまいます。

ふくらはぎに水分がたまった状態で夜眠るために横になると、重力の影響を受けなくなった水分が血管に戻り、心臓や腎臓を通って膀胱で尿がつくられます。その尿を体から外に出そうとするため、何度もトイレに起きてしまうのです。

Q 48 夜間頻尿と「昼間の立ち仕事」が関係あるって本当？

A はい、立ち仕事でふくらはぎに水分がたまることがあります。

昼間の立ち仕事と夜間頻尿が関係あると聞いて、意外に感じる人も多いのではないでしょうか。

血液を全身に巡らせるポンプの役割を果たしているのは、心臓やふくらはぎなどです。ところが、立ち仕事で歩いたり足首を動かしたりする機会が少ないと、ふくらはぎのポンプ機能が働きにくくなって心臓に押し上げられるはずの血液がふくらはぎに滞ってしまい、むくむことがあります。そして夜、横になると、重力の影響を受けなくなったふくらはぎの水分が血管に戻り、尿として体の外に出されます。このため夜間トイレに行きたくなるのです。

むくみはとくに女性にお悩みの人が多い症状です。足のむくみが夜間頻尿の原因になっている場合は、夕方に運動を行ったり、弾性ストッキングをはいたりすることで、むくみを予防、改善すると夜トイレに起きにくくなるので、試してみてください。

Q 49

夜間頻尿と「減塩」は関係あるの？

A はい、「塩の量」と「尿の量」はとても深く関係しています。

「減塩」と聞くと高血圧の人が注意するものといったイメージがあるかと思います。でもじつは「塩の量」と「尿の量」は密接に関係していて、夜間頻尿においても要注意です。

ひとつ目の理由は「水分をとりすぎてしまう」こと。しょっぱいものを食べるとのどが渇いて水分をとりすぎてしまうことが、夜間頻尿の原因になります。

もうひとつの理由は、「塩分を体外に出すために尿がつくられる」こと。人間の体は濃度を一定に保つため、とりすぎた塩分を体の外へ出すようにできているのですが、このとき、余分な塩分は尿として排出されます。つまり、**体内の塩分が夜間まで多いと、塩分を出すために尿がつくられ、夜トイレに起きるということになってしまうのです。このため、高血圧ではない人でも減塩が必要なのです。**

夜間頻尿で困っているなら、食事のメニュー選びや調理法を工夫して、塩分を減らすことをおすすめします。

Q 50

「高血圧」が夜間頻尿の原因と聞いたのですが…?

A 高血圧は夜の尿を増やすので、夜間頻尿の原因になります。また、じつは高血圧の薬が、夜間頻尿を引き起こすこともあります。

夜間頻尿を引き起こすおもな原因は3つありますが、そのうちのひとつに「夜の尿の量が多いこと」があります。ではなぜ夜の尿量が増えるかというと、じつは高血圧が関係していることがあります。というのも、日本人に多いタイプの高血圧は、食事や薬の影響で夜の尿が増えることがあるからです。

私たちは食事で余分な食塩をとった場合、体内の濃度を一定に保つため、その食塩を体の外に尿として出す必要があります。ところが、**日本人に多い「食塩をため込むタイプの高血圧」の人は、食事でとりすぎてため込んだ食塩を昼間だけでは十分に尿で出しきることができません。そのため、夜間の尿の量を多くつくることによって塩を出そうとし、その結果トイレに起きてしまうことがあります。**

またこのとき、塩を尿として体外に出すには血圧を上げる必要があるため、寝ているときにも高血圧が続いていることになります。これは「夜間高血圧」と言われるもので、脳卒中や心筋梗塞のリスクをより高めることがわかっているので、高血圧の人はその点でも減塩が大切です。

さらに、高血圧の治療によく使われている「カルシウム拮抗薬」という降圧薬の影響もあります。

この薬は副作用が少なく安全な薬だと思われていますが、じつは夜間頻尿に関してはそうではないことがわかっています。体は血圧を上げることで尿として塩分を体の外に出しますが、この薬は血圧を下げるための薬なので、昼間のうちに血圧を上げることができなくなり、その結果、体の中の塩分を十分に尿として排出することができなくなります。食塩をため込むタイプの高血圧の人の場合は、体内に残った塩分を排出しようと夜も尿をつくるため、尿量が増えて夜間頻尿になることもあります。

高血圧は日本人の生活習慣病では一番患者数が多い病気で、厚生労働省の調査によると、およそ4300万人というデータもあります。そのため、夜間頻尿で悩んでいる人の中で高血圧が原因になっている人も多いのではないかと思います。夜間頻尿で悩んでいる高血圧の人は、ぜひ一度かかりつけ医に相談してみることをおすすめします。

Q 51

「糖尿病」が夜間頻尿の原因になるって本当？

A はい。糖尿病だと、のどが渇いて水を多く飲むので、夜間頻尿になることがあります。また、糖尿病の薬が関係することもあります。

夜間頻尿を引き起こすおもな原因のひとつに「尿の量が多いこと」があります。これは夜だけでなく、日中も尿の量が多いことが原因で夜間頻尿になっているケースです。これに関係している場合があるのが「糖尿病」です。

糖尿病の初期の自覚症状のひとつに「のどの渇き」が挙げられます。糖尿病になると血液中の糖が多くなるために、多量の水分と一緒に体の糖を尿として出そうとします。**そのため尿の量や回数が増えて体は脱水状態になり、のどが渇いて水を飲むので、さらに尿の量が増えるのです。**

こうした「多飲・多尿」は、糖尿病の特徴的な症状です。そのため血糖値のコントロールがうまくいっていない人は、夜間だけでなく日中の尿の量も多くなり、昼も夜も頻尿になりやすい傾向があります。この場合、大切なのは血糖値のコントロールなので、まずはかかりつけ医に相談してみることが必要です。

ちなみに、日中も夜間も尿の量が多くなる原因としては他に、ただの「水分のとりすぎ」という場合もあります。この場合も昼間と夜間の頻尿を引き起こします。

また、糖尿病によって夜間頻尿になるのは、多飲・多尿だけではありません。**これは糖尿病の患者さんを診ている医師の間でもまだあまり知られていないことですが、糖尿病の治療薬が夜間頻尿を引き起こすケースもあります。**比較的新しい「SGLT2阻害薬」と呼ばれる薬で、もちろんすべての人に影響しているわけではないのですが、夜間頻尿の原因になっている場合もあります。

「SGLT2阻害薬」は、おもに肥満タイプの糖尿病の人に使われる薬で、体の中の糖を体外に出すために尿をつくる働きがあります。そのため、その効果が夜まで続いた場合、尿が夜間までずっとつくられることになり、トイレに起きる原因になってしまうのです。

このように、糖尿病は病気そのものだけでなく、治療薬も夜間頻尿を引き起こすことがあるので、糖尿病で夜間頻尿に困っている人は多くいます。薬が原因になっている場合、薬を変えたことで夜間頻尿が解決した人もたくさんいるので、たかがおしっこのことと思わずに、お困りの人はかかりつけ医にぜひ相談してみてください。

Q
52
夜間頻尿と関係のある病気って何？

A 高血圧や糖尿病の他には、「心不全」や「腎臓病」なども、夜間頻尿を引き起こすことがあります。

夜間頻尿に何かしらの病気が関係していることがよくあります。過活動膀胱や前立腺肥大症などの泌尿器系の病気はもちろん、それ以外にも心臓や血管が関係する循環器系の病気も夜間頻尿を引き起こすことがあります。おもなものとしてはQ50・51の高血圧や糖尿病がありますが、**その他に「心不全」や「腎臓病」なども挙げられます。これらの病気は、本来はあまりつくられない夜間にも尿がつくられてしまい、尿の量が増えてしまうことが特徴です。**

心不全になるとなぜ尿の量が増えるかというと、心臓のポンプ機能が関係しています。心不全になると心臓のポンプ機能が低下し、血液が全身に十分送り出せなくなります。すると、心臓から遠い位置にあって重力の影響も受けやすいふくらはぎを中心とした下半身からの血液を押し上げる力が弱まり、これがむくみとして現れます。

むくみとして下半身にたまってしまった水分は、夜になって寝床に横になると再び血管に戻り、そして尿として体の外に出されます。そのため、夜の尿量が増えトイレに起きることになるのです。この場合は利尿薬によって日中に水分を出すことで、夜間頻尿の改善が期待できます。

また、腎臓病も夜間頻尿に関係しています。腎臓病というのは、尿をつくる大事な臓器である腎臓の機能が悪くなる病気。代表的なのが慢性腎臓病で、高血圧や糖尿病によって血管が長期間傷つけられると発症することもあり、近年、患者数が増えています。

腎機能が落ちると夜間頻尿を引き起こす理由は、尿をうまく凝縮できないためです。通常、私たちの体は夜トイレに行かなくてもいいように尿を濃縮して、なるべく膀胱の容量内に収めようとする働きがあります。しかし、腎機能が低下していると尿をうまく凝縮することができず、うすい尿がたくさん出ることになります。その結果、夜の尿が増えてしまって膀胱の容量をオーバーし、夜トイレに行きたくなるのです。

腎機能の低下による夜間頻尿はいい治療法がないのが現状です。その意味でも、血圧や血糖値が高い人は数値を上手にコントロールして腎機能を保つことが大事だと言えます。

Q 53

よく聞く「過活動膀胱」と夜間頻尿の関係は？

A 過活動膀胱のせいで夜間頻尿になっている場合もあれば、まったく関係していない場合もあります。

本やテレビなどで、頻尿や尿もれなどの「尿のトラブル」が取り上げられている際に、「過活動膀胱」という名前を聞いたことがある人もいると思います。過活動膀胱は加齢とともに増える病気で、40歳以上の8人に1人が過活動膀胱の症状をもっているともいわれ、突然トイレに行きたくなったり、尿もれ、頻尿など、幅広い尿トラブルの原因になりやすいことが特徴です。そのため、夜間頻尿で悩んでいる人の中には、夜トイレに起きる原因は過活動膀胱だと思っている人もいるかもしれません。**ただ、夜間頻尿はさまざまな原因によって起こるため、過活動膀胱とはまったく関係のない場合もあります。**そのため、夜間頻尿においてはまずは原因を特定することが大切です。

では、過活動膀胱が夜間頻尿に関係しているのはどういうケースかというと、それは夜トイレに起きる以外にも、急にトイレに行きたくなるなどの他の尿トラブルもある場合で

【過活動膀胱が起こるしくみ】

正常な膀胱　　　過活動膀胱

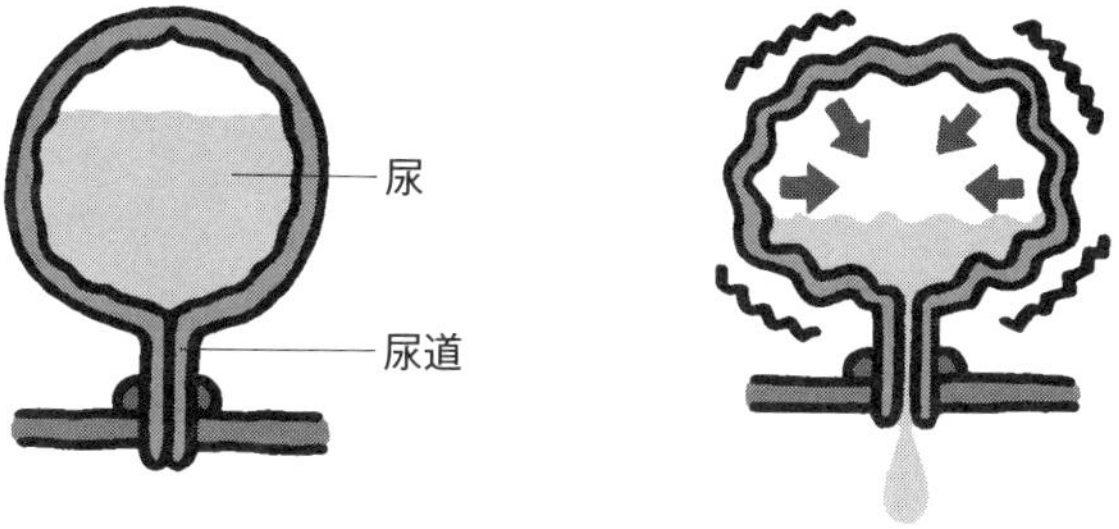

膀胱がゆるんで尿がたまり、一定の量まで尿がたまると膀胱が収縮して尿道が広がり、排尿する。

尿が少ししかたまっていないのに膀胱が収縮を始めてしまい、強い尿意が急に起こって尿もれすることも。

す。膀胱に尿をためるときは膀胱がゆるみ、尿道が締まり、尿を出すときは膀胱が収縮し、尿道が広がります。過活動膀胱はこの連携がうまくいかないために起こります。**膀胱に少ししか尿がたまっていないのに収縮が始まってしまうので、急にトイレに行きたくなってしまうのです。これが夜も続くと夜間頻尿になることがあります。**

過活動膀胱の原因としては、加齢によって膀胱がしなやかさを失い小さくなってしまうことや、尿道を締める尿道括約筋や骨盤底筋が弱くなることなどがあります。また、男性の場合は「前立腺肥大症」が原因となる場合もあります。症状が気になる人は、まずは117ページのチェックシートを試してみてください。

Q 54

「過活動膀胱」かどうか、自分でチェックできる?

A はい、できます。左ページのセルフチェックシートでチェックしてみて、点数が高ければ過活動膀胱の疑いがあります。

自分が過活動膀胱かなと思ったときに、自分でチェックできるチェックシートがあります。それは「過活動膀胱症状質問票(OABSS)」と呼ばれるもの。夜間頻尿などで受診した場合、まずは問診が行われ、そこで過活動膀胱の疑いがある場合は、このチェックシートが使われる場合が多いです。

このチェックシートは、**1週間の自分の排尿の状態に最も近いものを質問からひとつだけ選んでいきます。**その結果、合計スコアが3点以上の場合は過活動膀胱の疑いがあると判断されます。なお、3番目の質問は、過活動膀胱の特徴的な症状なので、「Q3が2点以上」ではじめて疑われます。ただし、このシートでの判断結果はあくまで基準のひとつです。チェックシートで点数が低かった人でも、症状の気になる人は医療機関を受診してみることをおすすめします。

過活動膀胱セルフチェックシート

この１週間のあなたの状態に最も近いものをひとつ選んで、点数を足していってください。

Q1 朝起きてから寝るまでに何回尿をしましたか？

・７回以下…０点　・８～14回…１点　・15回以上…２点

Q2 夜寝てから朝起きるまで、何回尿をするために起きましたか？

・０回…０点　・１回…１点
・２回…２点　・３回以上…３点

Q3 急に尿がしたくなり、我慢が難しいことがありましたか？

・なし…０点　・週１回未満…１点
・週１回以上…２点　・１日１回くらい…３点
・１日２～４回…４点　・１日５回以上…５点

Q4 急に尿がしたくなり、我慢ができずに尿をもらすことがありましたか？

・なし…０点　・週１回未満…１点
・週１回以上…２点　・１日１回くらい…３点
・１日２～４回…４点　・１日５回以上…５点

Ｑ３が２点以上で、かつ、**合計点数が３点以上**の場合は

過活動膀胱が疑われます。

５点以下は軽症、６～11点は中等症、12点以上は重症と考えられます。

Q
55
男性特有の原因があると聞いたけど、どんなもの？

A
40代くらいから多くなる「前立腺肥大症」という病気が原因になって、夜間頻尿を引き起こすことがあります。

男性によくある泌尿器科の病気として、「前立腺肥大症」という名前を聞いたことがある人も多いと思います。55歳以上の男性の5人に1人、つまり約400万人が前立腺肥大症に罹患していると推測している報告もあります。この前立腺肥大症ですが、じつは夜間頻尿の原因になっている場合も多いとされています。

前立腺はクルミ程度の大きさをした生殖器で、膀胱の出口で尿道を囲むように位置しています。この前立腺は多くの場合、40代ごろから徐々に大きくなり、60代〜70代になると男性のほとんどが肥大します。前立腺が大きくなると取り囲まれている尿道が圧迫され、尿が出にくくなる、尿もれが起こるなど、排尿に影響を与えます。また、症状のひとつとして、たびたびトイレに行きたくなる頻尿も出てくることがあります。さらに、この前立腺肥大症で尿道が狭くなることで膀胱が刺激され、過活動膀胱になることもあり、**男性の**

【前立腺肥大症が起こるしくみ】

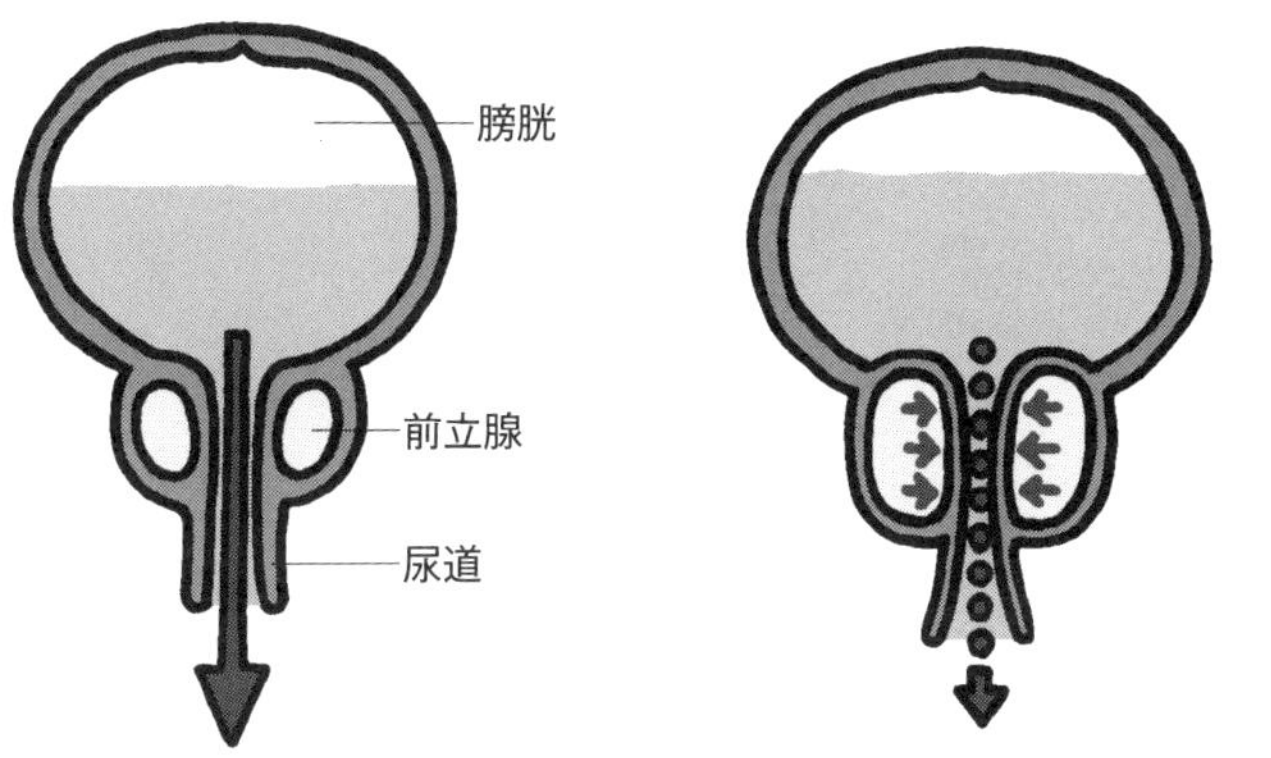

前立腺は男性にしかなく、膀胱の下で、尿道を取り囲むように位置している。

前立腺が大きくなると、尿道が圧迫されて狭くなるので、尿の勢いが弱くなるなど排尿に影響を与える。

過活動膀胱の半分近くが、前立腺肥大症からきていると言っていいほど多い印象です。そのため、男性で過活動膀胱が原因で夜間頻尿に困っている場合には、前立腺肥大症の治療が優先されることが多いです。

中心になるのは薬での治療ですが、効果が出ない場合や症状が強い場合は、手術が選択されることもあります。また、前立腺肥大症と過活動膀胱、両方の治療を同時にすすめていく場合もあります。

男性の夜間頻尿は、この前立腺肥大症の治療で改善されるケースも多く見られます。

Q56 「前立腺肥大症」かどうか、自分でチェックできる？

A はい、できます。点数が高いほど重症なので、専門医を受診することをおすすめします。

「前立腺肥大症」は加齢とともに増えてくる病気です。55歳以上の男性の5人に1人が前立腺肥大症の症状があるともいわれています。そんな高齢の男性に多い前立腺肥大症の症状を自分でチェックできるのが、左のチェックシートです。

このシートは「国際前立腺症状スコア（IPSS）」と呼ばれるもので、最近の1か月の「尿の勢い」や「残尿感」などを具体的に質問していきます。チェックシートの合計スコアが7点以下の場合は「軽症」、8〜19点の場合は「中等症」で、20点以上の場合は「重症」という判定基準になります。

ただし、実際の前立腺肥大症の診断は、このチェックシートの結果に加えて前立腺の大きさなどを調べた結果と合わせて行われます。症状が気になる人は、早めに医療機関に診てもらうことをおすすめします。

前立腺肥大症セルフチェックシート

この1か月のあなたの状態に最も近いものを、この下の6つの中からひとつ選んで、点数を足していってください。

・まったくない…0点
・5回に1回より少ない…1点
・2回に1回より少ない…2点
・2回に1回くらい…3点
・2回に1回より多い…4点
・ほとんどいつも…5点

Q1 尿をしたあとに、まだ尿が残っている感じがありましたか？

Q2 尿をしてから2時間以内に、もう一度しなくてはならないことがありましたか？

Q3 尿をしている間に、尿が何度もとぎれることがありましたか？

Q4 尿を我慢するのが難しいことがありましたか？

Q5 尿の勢いが弱いことがありましたか？

Q6 尿をしはじめるために、おなかに力を入れることがありましたか？

Q7 夜寝てから朝起きるまでに、尿をするために何回起きることが多いですか？（下の中から選んでください）

・0回…0点
・1回…1点
・2回…2点
・3回…3点
・4回…4点
・5回以上…5点

0～7点は軽症、8～19点は中等症、
20～35点は重症と考えられます。
（なお、上記の質問に、現在の状態が続くとしたらどう思うかという「QOLスコア」を加える場合もあります）

Q 57

女性が夜間頻尿になる原因で多いのは何？

A 女性の場合、「過活動膀胱」による夜間頻尿が多いです。

女性の夜間頻尿の原因で多いのは、突然トイレに行きたくなる尿意切迫感もある場合は「過活動膀胱」だと考えられます。日本排尿機能学会による調査では、40歳以上の女性で夜1回以上トイレに起きる割合は66・9％、3回以上は10・6％で、年齢とともに増えています。また、40歳以上の女性で過活動膀胱の症状があるのは10・8％で、やはり年齢とともに増加します。夜トイレに起きる以外にも日中突然トイレに行きたくなるなどの症状がある場合は、医療機関を受診することをおすすめします。

日中の頻尿はなく夜間のみ頻尿で、夜間の1回排尿量は多いという場合は、潜在性うっ血性心不全や睡眠時無呼吸症候群が疑われます。また、一日じゅう頻尿だけれど尿意切迫感はあまりないという場合は、水の飲みすぎということもあります。

女性の場合、尿トラブルで受診するのに抵抗のある人もいると思いますが、尿トラブルは多くの女性に起こることです。一人で悩まずに医師に相談することが大事です。

Q 58

「冷え」は夜間頻尿によくない？

A 寝室が寒かったりすると、夜間頻尿になりやすいかも。

患者さんから「冬になるとトイレが近くなる」という声を聞くことがあります。では、冷えが夜間頻尿の原因になっているかというと、可能性はあるとは思いますが、しっかりしたデータがあるわけではありません。ただ、いくつかの調査から、急激な温度変化で体が冷えることで夜間頻尿になるということは考えられます。たとえば、冬暖かい部屋から寒い寝室に移動して寝るような場合は、温度変化によって夜間頻尿になる可能性もあります。その場合は、急な温度変化の影響を受けない工夫がポイントです。

たとえば、**冬などは床に就く30分ほど前にお風呂に入って、芯まで体が温まった状態で布団に入るというのもひとつの方法です。**実際に寝る前にお風呂に入るようにしたらトイレに起きる回数が少なくなったという声を聞くことがあります。

また、寝る前に暖房などで寝室をほどよくあたためておくのもいいかもしれません。寒い時期になると夜トイレに起きやすくなるという人は、試してみてはいかがでしょう。

59

「女性ホルモン」は夜間頻尿と関係ある？

A 女性ホルモンが減ることで結果的に夜間頻尿になることも。

女性は50歳前後になると、閉経によって女性ホルモンが減少します。それに伴い、頭痛、めまい、動悸《どうき》など、さまざまな症状に悩まされるようになり、尿トラブルもそのひとつとして現れます。

女性ホルモンは、尿道やその周辺の筋肉に弾力を持たせる働きがあり、これが減ると排尿をコントロールする骨盤底筋もゆるみやすくなります。骨盤底筋は膀胱や子宮を下から支える筋肉で、ここがゆるむと、膀胱の出口や尿道をしっかり締められなくなり、尿もれや頻尿などの尿トラブルを引き起こす「過活動膀胱」という病気につながります。

過活動膀胱になると、膀胱に尿がほんの少したまっただけでも、膀胱が活動して強い尿意を感じるので、夜のトイレの回数が増えることもあります。

女性ホルモンが減った影響でゆるんだ骨盤底筋も、骨盤底筋トレーニングで鍛えて強化することができるので、ぜひ試してみてください。

Q 60 出産後に尿トラブルで悩んでいるんだけど…？

A 骨盤底筋を鍛えるセルフケアがおすすめです。

閉経による女性ホルモンの低下だけでなく、妊娠や出産でも骨盤底筋がゆるむことがあります。妊娠中は羊水や胎盤、胎児の重みを骨盤底筋が支えるために負荷がかかり、出産時には赤ちゃんの頭部が骨盤底筋を広げながら出てくるため、大きく引き伸ばされてゆるんでしまう場合が。

出産時の骨盤底筋のダメージをそのまま放置していると、加齢で筋肉が衰えてくるのに伴い、せきやくしゃみなど何かの拍子にお腹に力が入ったときに尿もれする「腹圧性尿失禁」の症状が出ることがあります。実際、40代以上の女性の3人に1人が尿もれを経験していて、しかも女性の尿もれの約8割が腹圧性尿失禁と言われています。

そのまま放置すると、尿失禁に加え、昼間の頻尿になったり、夜トイレに行きやすくなったりする可能性も出てきます。 骨盤底筋のゆるみには、おすすめのセルフケアがありますので、ぜひ試してみてください（P28～29）。

Q

61 ぐっすり眠っていればトイレに起きずに済むの？

A はい、「眠りの浅さ」が夜間頻尿の原因になっている場合は、睡眠を改善させればトイレに起きる回数が減ります。

夜トイレに起きることで困っている人は、自分は「眠っている最中におしっこに行きたくなったから目が覚めている」と考えている人が多いと思います。でもじつは、おしっこに行きたいから目が覚めているわけではない場合もあります。

どういうことかというと、**尿意で目覚めているのではなく、眠りが浅いのが原因で目が覚め、そのついでにおしっこに行っているということがあるのです。ただ、自分の眠りが浅いことに気がついていなかったりするため、「トイレに行きたくて目が覚めた」と勘違いしているのです。**

では、なぜ眠りが浅くなるかというと、一番の原因は「加齢」です。シニア世代になると若いころに比べて日中の活動量が減ったり、睡眠に関するホルモンの変化などによって、睡眠が浅くなったり、短くなりがちです。そのため、眠っている途中で目が覚めてしまい、そのことで膀胱が刺激され、トイレに行きやすくなることがあります。
また、眠りが浅くなる原因は加齢だけではありません。たとえば左に挙げたような、睡眠を妨げる「睡眠障害」という病気によって、眠りが浅くなり、その結果、夜間頻尿になっている場合もあります。

◎不眠症
◎睡眠時無呼吸症候群
◎むずむず脚症候群
◎周期性四肢運動障害

大きないびきをかきながら一時的に呼吸が止まったり、脚にむずむずするような異常な感覚があったり、足の指や足首、膝などが勝手に動いて眠れないといったような場合は、これらの病気の可能性があるので、睡眠の専門医を受診してください。その場合は、これらの治療が優先されます。

なお、とくに高齢者では、「眠りの浅さ」が夜間頻尿を引き起こし、夜間頻尿がさらに眠りを浅くするという悪循環をきたしていることが多いので、何が原因で眠りが浅くなっているのかを特定することがとても大事です。

Q 62

「不眠の度合い」を、自分でチェックできる？

A はい、簡単にできます。チェックしてみて、点数が高ければ不眠の疑いがあります。

夜間頻尿の原因のひとつである「眠りが浅いこと」。自分がどれくらい眠れていないか、不眠の程度をセルフチェックできるシートがありますので、気になる人はぜひ試してみてください。

左ページのチェックシートは「アテネ不眠尺度（ＡＩＳ）」と呼ばれるものです。過去1か月間に、少なくとも週3回以上経験したものを選んでいきます。寝つくまでの時間や早く目が覚めてしまったかどうか、また日中の眠気や生活の質など、睡眠に関することを具体的に聞きます。

チェックシートの点数が高いほど不眠の傾向が強くなるので、まずはP94の「睡眠を改善させる夜間頻尿セルフケア10カ条」を試してみるのもひとつの方法ですが、日常生活に問題が生じている場合は、早めに医療機関を受診してください。

不眠症セルフチェックシート

この１か月間に、少なくても週３回以上経験したものをひとつ選んで、点数を足していってください。

Q1 寝床に入ってから眠るまでに時間はかかりましたか？

・いつも寝つきはいい…０点
・いつもより少し時間がかかかった…１点
・いつもよりかなり時間がかかかった…２点
・いつもより非常に時間がかかかった、またはまったく眠れなかった…３点

Q2 夜間、睡眠中に目が覚めますか？

・問題になるほどではなかった…０点
・少し困ることがあった…１点
・かなり困っている…２点
・深刻な状態、またはまったく眠れなかった…３点

Q3 希望する起床時間より早く目覚めて、それ以降、眠れないことは？

・そのようなことはなかった…０点
・少し早かった…１点
・かなり早かった…２点
・非常に早かった、またはまったく眠れなかった…３点

Q4 睡眠時間は足りていましたか？

・十分である…０点
・少し足りない…１点
・かなり足りない…２点
・まったく足りない、またはまったく眠れなかった…３点

質問の続きは次ページにあります。

Q5 **全体的な睡眠の質について、どう感じていますか？**

・満足している…０点
・少し不満…１点
・かなり不満…２点
・非常に不満、またはまったく眠れなかった…３点

Q6 **日中の気分はいかがでしたか？**

・いつもどおり…０点
・少し滅入った…１点
・かなり滅入った…２点
・非常に滅入った…３点

Q7 **日中の身体的および精神的な活動の状態はいかがでしたか？**

・いつもどおり…０点
・少し低下…１点
・かなり低下…２点
・非常に低下…３点

Q8 **日中の眠気はありましたか？**

・まったくなかった…０点
・少しあった…１点
・かなりあった…２点
・激しかった…３点

０～３点は不眠症の心配はありません。
４～５点は**不眠症の疑い**が少しあり、
６点以上は不眠症の可能性が高いと
考えられます。

第4章

診察・診断についての疑問11

Q

病院に行くと、どんな話を聞かれる？

A

夜間頻尿以外にも尿の悩みがあるかは、必ず聞きます。

Q 63

夜間頻尿で病院に行くと、どんなことをするの？

A 何が原因でトイレに起きているのかが最も大事なので、話を聞いたり、「排尿日誌」をつけることをお願いすることもあります。

「夜、トイレに起きるくらいのことで病院に行くなんておおげさ」、「年のせいだから病院に行っても仕方ない」。そんなふうに考えている人もいるかもしれませんが、夜しょっちゅうトイレに起きていると、睡眠不足になり、家事や仕事などに集中することができず、場合によっては思わぬ事故につながる危険も。ですからP16〜17のセルフチェックシートで「病院を受診」に該当した人は迷わず病院へ行くことをおすすめします。病院に行くと、話を聞いたり、検査をしたりします。

まず問診では、**「夜間頻尿の状態」や「夜間頻尿以外の尿の悩み」について話を聞きます。夜間頻尿は、原因によって治療法が違ってくるので、原因を探るためです。**そのため、現在治療中の病気やこれまでにかかった病気、のんでいる薬などについても話を聞きます。

夜間頻尿の専門である泌尿器科では、「排尿日誌」を2〜3日つけてもらうことをお願いし、次回の診察時に持参してもらうようにすることも多いです。

また、ふくらはぎがむくんでいないかどうかを見たり、場合によっては診察台に上がってもらうこともあります。シニア世代の夜間頻尿の人は、ふくらはぎがむくんでいることが多いからです。ふくらはぎを触ってむくみの状態を確認することもあります。せきやくしゃみをするなどおなかに力が加わったときに「尿もれ」が起こる場合には、診察台に上がってもらい実際にせきをしてもれるかどうかや、骨盤底筋などの筋肉の状態を確認することがあります。

検査で多くの場合に行われるのが「検尿」です。尿にはとても多くの情報が入っていて、尿を調べることで病気の有無を推測できるからです。その他、必要に応じて血液検査、エコー検査、残尿測定などを行います。これらの検査で、腎機能や膀胱《ぼうこう》がんの有無、また、過活動膀胱や前立腺肥大症といった他の泌尿器科の病気がないかなどを確認することができます。

このように、多くの場合は一般的な診察や検査で済みますので、夜間頻尿で困っている場合は、ぜひ一度、医療機関を受診してみてください。

Q 64

尿のことは恥ずかしいんですが、どんな話を聞かれる？

A 急にトイレに行きたくなったり、尿もれするなど、夜間頻尿以外にも尿まわりの悩みがあるかどうかは、必ず聞きます。

問診では、排尿の回数や時間、量などの尿の状態を聞くだけでなく、左のようなことも聞きます。

①夜だけ頻尿か
②夜だけでなく、昼も頻尿か
③昼も夜も頻尿で、さらにそれ以外の尿のトラブルもあるか

この3つのうち、どれに該当するかで、夜間頻尿の原因を推測することができるからです。

「夜だけ頻尿」なら「夜の尿の量が多くなる」または、「眠りが浅い」といった原因が考えられます。「夜だけでなく昼も頻尿」なら「尿の量が多くなること」が原因と考えられ、「昼も夜も頻尿で、さらにそれ以外の尿のトラブルもある」なら「膀胱にうまく尿をためられないこと」が原因と考えられます。

頻尿以外の尿のトラブルというのは、たとえば、「急にトイレに行きたくなる」、「せきやくしゃみをしたときに尿もれがある」、「排尿するときに痛みや不快感がある」などです。

さらに男性の場合は「排尿するときに尿の勢いが低下していないか」、「排尿したあとにじわじわともれることはないか」といったことを聞きます。このような症状がある場合は、「前立腺肥大症」の疑いがあります。

また、夜間頻尿は夜ぐっすり眠れず日中眠くなることがあるので、問診でそれについて聞くこともあります。寝不足によってどの程度、日常生活に影響があるかを医師に伝えられるようにしておきましょう。

夜間頻尿は全身の病気とも関係がある場合があるので、「これまでにどんな病気にかかったか」といったことも聞きます。さらに薬によっても夜間頻尿が起こることがあるので、現在薬をのんでいるか、その場合はどんな薬をいつのんでいるか、あるいは過去にどんな薬をのんでいたかについても聞くことがあります。

症状や悩みを詳しく聞くことで、原因や治療法がわかってくるので、恥ずかしいかもしれませんが、できるだけ詳しく答えるようにするといいでしょう。

Q 65

病院に行く前にしておいたほうがいい準備はある?

A 薬が影響していることもあるので、「お薬手帳」の準備を。

夜間頻尿は、持病や薬が影響していることもあるので、持病や薬についてメモしておくと診察がスムーズです。薬については、過去に服用した薬もわかるので、「お薬手帳」をぜひ持ってきてください。なければ薬そのものを持参したり、薬局の明細書でも構いません。

また、「①夜だけ頻尿か」、「②昼も夜も頻尿か」、「③昼夜頻尿に加えてそれ以外の排尿のトラブルや悩みがあるか」という3つのうち、どれに該当するのか、自分の夜間頻尿の状態を頭の中で整理しておきましょう。夜トイレに起きるのは日中の眠気につながるため、それを一番大きな悩みととらえがちですが、よく考えると、昼間もトイレに行く回数が多いという場合があります。そうなると、「昼も夜も頻尿」が当てはまり、原因が違ってきて治療法も異なるので、**「3つのどれに当てはまるか」は大事なポイントです。ぜひ事前に自分の尿の状態を、落ち着いて考えてみてください。**

Q 66

「排尿日誌」は、つけて持って行ったほうがいい？

A 排尿日誌があればとても役立ちますが、なくても大丈夫です。

排尿日誌は、つけるのが面倒だと感じることもあるかもしれませんが、1～2日分の記録でも傾向がわかるので、もしつけて持ってきてもらえれば、原因が推測でき、治療法を決めやすくなります。夜間頻尿で病院に行くと、医師から排尿日誌をつけるよう言われることが多いのもそのためです。

「排尿日誌なんてよくわからないよ」という人も、大丈夫です。つけていなくても、**「1日にトイレに何回くらい行くか」、「そのうち寝ている間に行くのは何回か」、「1日にどのくらいの水分をとっているか」など、わかる範囲でかまわないので、メモして持参してください。**また、「尿もれがある」、「尿の出が悪い」、「急にトイレに行きたくなる」という夜間頻尿以外で困っている尿の悩みがある場合は、それもメモして持ってきてください。尿もれがある場合は、どんなときに尿もれをするかも書き添えておくといいでしょう。排尿の状況や症状をより詳しくメモしておくと、診断がしやすくなります。

Q 67

病院で排尿日誌をつけるよう言われなかったけれど…？

A 今後はつけるようにと言われることが多くなるはずです。

たしかにこれまでは、病院に行っても「排尿日誌をつけるように」と言われない場合があったかもしれません。その理由は、検査や話を聞いたりした結果、「膀胱にうまく尿をためられないことが原因」や「眠りが浅いことが原因」とわかれば、薬があるのでそれぞれの症状に適した薬を処方しますが、排尿日誌をわざわざつけてもらって「夜の尿の量が多い」とわかっても、これまでは出す薬がなかったからです。

ところが、男性には2019年から「デスモプレシン」という新しい薬が、夜の尿が多いタイプに使えるようになりました。高齢者には注意が必要ですが、効果のある薬です。この薬を処方するには、排尿日誌に基づいて、夜の尿が多いタイプだと診断をする必要があります。また、2020年に出た夜間頻尿の最新ガイドラインにも、「泌尿器科の専門医は排尿日誌を使うように」と書かれています。こうしたことから、今後は排尿日誌をつけるように言われることが増えてくると思います。

Q

68

持病があります。かかりつけ医に事前に相談すべき？

A 左に挙げた病気なら、まずはかかりつけ医に相談を。

夜間頻尿は、さまざまな病気が原因となり得ます。一見、持病とは全然関係ないと思っても、全身の健康状態と密接に関わっている場合があるのです。

そのため、**左に挙げた病気のいずれかに当てはまる場合は、まずはかかりつけ医に夜間頻尿で困っていることを相談してみてください。**かかりつけ医が必要だと判断すれば、泌尿器科の専門医を紹介します。

◎高血圧
◎糖尿病
◎睡眠時無呼吸症候群などの睡眠障害
◎脳卒中
◎心不全などの心臓の病気
◎慢性腎臓病などの腎臓の病気

Q
69
夜間頻尿で病院に行くと、お金はどのくらいかかる？

A 一般的な検査なら、1割負担だと数百円程度で済みます。

夜間頻尿で医療機関を受診すると、症状に応じて診察を行いますが、たとえば初めて行った病院で一般的な検査をしたとすると、次のような診療報酬点数になります。

◎初診料　２８２点
◎尿検査　61点
◎残尿エコー検査　55点

合計すると、３９８点です。診療報酬は1点10円なので、３９８０円になりますが、１割負担なら、窓口で支払うのは３９８円です。

医師の判断によっては複数の検査を行ったり、薬が処方されたりすることもあり、その場合は追加料金がかかりますが、1割負担であれば大きな金額にはならないはずなので、P16～17のセルフチェックシートで「病院を受診」に該当した人は、ぜひ一度、医療機関を受診してください。

Q 70 病院に行こうと思います。おすすめの病院を教えて？

A 「泌尿器科」が診療科目にある病院がおすすめです。

夜間頻尿は原因が複雑に絡み合っている場合もあるので、診療科目に「泌尿器科」のある医療機関を受診することをおすすめします。ただし、特定の持病がある人（↓Q68）は、まずはかかりつけ医に相談してください。

泌尿器科のある医療機関が近くになかったり、どこにあるのかわからなかったりする場合は、かかりつけ医か近所の内科を受診してください。一般の内科でも、医師に「夜何度もトイレに起きる」、「夜トイレに行くことが増えたので寝不足」、「昼間疲れる」、「尿がもれることがある」など、症状や悩みを伝え、医師が必要だと判断すれば、適切な泌尿器科の専門医を紹介してくれるはずです。

夜間頻尿の専門医に診てほしい場合は、日本排尿機能学会のＨＰの専門医リストから探すこともできますが、人数が多くないので、専門医が所属する医療機関が近所にない可能性もあります。その場合は、近くの泌尿器科のある医療機関へ行くようにしてください。

Q 71

女性なら女性専門の「ウロギネ外来」がおすすめ?

A いいえ、夜間頻尿なら泌尿器科のほうがおすすめです。

女性で尿に関する悩みがあると、産婦人科や婦人科といった女性専門の診療科に行こうとする人が多いかもしれません。

じつは近年、「ウロギネ外来」という女性専門の泌尿器科を設けている医療機関が少しずつ増えてきています。ウロギネというのは、泌尿器科を意味する「ウロ」と、婦人科を意味する「ギネ」を合わせた造語で、泌尿器科と婦人科の境界領域にある病気に関する診療科です。

女性の骨盤には膀胱や子宮などの臓器がおさまっていますが、これらを支える骨盤底筋が出産や加齢でゆるんで、臓器が膣口から外に下がってくる「骨盤臓器脱」という女性特有の病気などを専門的に診ることが多いので、**女性の泌尿器に関連した病気なら、ウロギネ外来が適切です。ただし、夜間頻尿で悩んでいるのであれば、専門である泌尿器科のほうがおすすめです。**

Q 72

医者から精神科を紹介されたのですが…？

Ⓐ 睡眠のことは「精神科」や「心療内科」が専門だからです。

かかりつけの内科や泌尿器科で夜間頻尿について相談したところ、精神科を紹介されて「なぜおしっこの悩みなのに精神科？」と疑問をもつ人もいるかもしれません。また、「精神科」という名前に抵抗がある人も多いと思います。

でも安心してください。夜間頻尿のおもな原因のひとつに「眠りが浅いこと」があり、その場合は睡眠の専門医に診てもらったほうがいいケースがあります。じつは睡眠についてのトラブルは、「精神科」や「心療内科」が専門なのです。**精神科はさまざまな病気を診るところで、睡眠に問題がある夜間頻尿は、精神科や心療内科が専門ということになります。かかりつけ医から精神科を紹介されても安心して受診してください。**

また最近では精神科ではなく、「睡眠外来」のような診療科目で睡眠の病気を扱っている医療機関も見かけますが、そういったところにも睡眠の専門医がいるので安心してください。

Q 73 睡眠の専門医に診てもらうほうがいいのはどんな場合？

A 左の2つにあてはまる場合は専門医の受診をおすすめします。

夜間頻尿は、何回起きたかという回数も大事ですが、トイレに起きたあとすぐにまた眠れるかという点も大事なポイントです。夜トイレに起きてもすぐに眠れて日中に影響がないならばそんなに心配する必要はありませんが、左の2つによく当てはまる場合は、睡眠に問題がある可能性が高いので、睡眠の専門医に相談したほうがいいと考えます。

◎眠ってから3時間以内にトイレに行く

◎トイレに起きたあと1時間以上眠れない

睡眠は寝はじめてから約3時間が一番深く眠ります。そのため、寝てから3時間内にトイレに行くと深い睡眠が妨げられ、しっかりと睡眠がとれていない可能性があります。また、トイレに起きたあと1時間以上眠れないことがある場合は、睡眠不足になりやすく、日中の生活に影響が出やすいと考えられますので、一度睡眠の専門医に相談することをおすすめします。

第5章

治療についての疑問9

Q

私の夜間頻尿、どうすれば治る？

A

病気が関係しているなら、
まずそれを治療します。

Q 74

夜間頻尿の「治療」にはどんなものがあるの？

A 原因によって治療法が変わってきますが、たとえば、「夕方の足上げ」などのセルフケアや、薬による治療などがあります。

夜間頻尿は、さまざまな原因によって起こるので、**その原因が病気であれば、それを治療することが中心になります。**たとえば、突然トイレに行きたくなる「過活動膀胱《ぼうこう》」や男性特有の「前立腺肥大症」といった泌尿器科の病気が関係している場合は、その病気を治療すれば、夜間頻尿も改善していくことが多いです。

泌尿器科の病気ではなく、高血圧や糖尿病といった病気が原因で夜トイレに起きやすくなることもあり、その場合は血圧や血糖値をコントロールすることが治療において大事になります。

また、「トイレに行きたいから目が覚めている」のではなく、加齢や睡眠の病気で眠りが浅くなっているために目が覚めている状態を「トイレに行きたくて目が覚めた」と勘違いしていることもあります。その場合は、眠りの浅さを改善することが治療の中心になります。眠りが深くなれば、夜トイレに起きる回数が少なくなる可能性があります。

一方で、**病気そのものではなく、病気の治療のためにのんでいる薬が、夜間頻尿を引き起こしている場合もあります。**たとえば、高血圧を改善するための降圧剤や糖尿病の薬などです。その場合は、薬の種類を変えたり、のむ時間を変えたりすることで夜間頻尿の回数も減っていくことが期待できます。ただし、その場合は、かかりつけ医とよく相談するようにしてください。

さらに、病気や薬が関係していないケースもあります。たとえば加齢による筋肉の衰えです。加齢により心臓やふくらはぎなどの筋肉が衰えると、足の先まで流れた血液を押し上げるポンプの機能が弱まり、足に水がたまってしまうことがあります。また、健康効果を意識して水分をたくさんとっていることが、かえって夜間頻尿を招いていることもあります。**このように病気や薬が関係していないことが夜間頻尿の原因の場合は、「夕方の足上げ」や「弾性ストッキング」、水分を控えるなどのセルフケアがメインになります。**

夜間頻尿の治療は、何によって夜間頻尿が起こっているかによって変わってきます。原因を見極めて治療することが大事です（↓Q40）。

Q 75

「夜の尿の量が多いことが原因」の治療はどんなもの？

A 意外と大事なのは「水の飲みすぎ」に注意することです。また、「夕方の足上げ」や「弾性ストッキング」などのセルフケアも大切です。

「夜の尿の量が多いことが原因」の場合、これまではあまりいい治療法はありませんでした。しかし近年は、セルフケアや生活改善によって効果があるという研究結果が報告されたり、男性だけが対象ですが、効果のある薬が使えるようになったりしています。

医師がすすめているセルフケアと生活改善のおもなものを紹介します。

◎夕方の足上げ

◎弾性ストッキング

◎ウォーキングなどの夕方の運動

◎水分や塩分の過剰摂取を控える

「夕方の足上げ」、「弾性ストッキング」、「夕方の運動」は、いずれも下半身にたまった水分を、寝る前に尿として出そうというセルフケアです。

「水分や塩分の過剰摂取を控える」は、血液サラサラ効果を期待して水を過剰に摂取しているケースや、塩分を多くとりすぎているために体から余分な塩分を出すために尿量が増えているケースがあるからです。とくに、水の飲みすぎはシニア世代に意外と多く、自分では気がついていない人が多いので、要注意です。

また、アルコールやカフェインの飲みすぎも要注意。これらも尿の量を増やすので、とくに夕方以降は控えることが夜間頻尿には大切です。

夜の尿の量を多くする原因は、普段のんでいる薬の場合もあります。**高血圧や糖尿病などの薬が夜間頻尿を引き起こしている場合は、かかりつけ医に相談のうえ、薬の種類や時間帯を変えることがあります。**

また、**男性だけにしか使えませんが、尿の量を減らす薬もあります（↓Q87）**。セルフケアや生活指導では改善しない場合は、この薬が使われることもあります。

P16～17のセルフチェックシートや排尿日誌などで自分の夜間頻尿がこの「夜の尿の量が多いことが原因」だとわかった場合は、もし持病がなければ、ぜひP20～27で紹介しているセルフケアや生活改善を試してみてください。

Q 76

「膀胱に尿をうまくためられないことが原因」の治療は？

A 最初から薬が使われることが多いです。また、骨盤底筋を鍛える体操などのセルフケアをおすすめする場合もあります。

「膀胱に尿をうまくためられないこと」を「膀胱蓄尿障害」といいますが、膀胱蓄尿障害によって夜間頻尿が引き起こされる場合は、尿が膀胱に少したまっただけで強い尿意をもよおす「過活動膀胱」や、男性の場合は「前立腺肥大症」をまず疑います。

それらのおもな治療法には次のようなものがあります。

◎治療薬
◎骨盤底筋トレーニング
◎おしっこトレーニング
◎水分の過剰摂取を控える

膀胱蓄尿障害の場合は、最初から治療薬が処方されることが多いです。

たとえば、過活動膀胱なら抗コリン薬やβ3作動薬、前立腺肥大症ならα1遮断薬やP

DE-5阻害薬です。前立腺肥大症は過活動膀胱を起こしやすく、前立腺肥大症でこれらの薬を飲んでも過活動膀胱の症状が残る場合は、抗コリン薬やβ3作動薬を併用することもあります。

また、過活動膀胱の原因のひとつは、加齢などにより尿道を締める筋肉が弱くなることです。弱くなった筋肉を鍛えるのが、骨盤底筋トレーニングです。また、膀胱にためられる量が減ってしまって頻尿になっているので、膀胱にためられる量を増やしていくセルフケアもおすすめです。それがおしっこトレーニングです。正式名称は「膀胱訓練」といって、自分の意思で尿道括約筋をギュッと締めて尿道を閉じ、膀胱にためられる尿の量を徐々に増やしていきます。

これらの薬やセルフケアと合わせて、「水を飲みすぎない」などの生活改善をしていくことで治療します。

なお、夜間頻尿を引き起こす膀胱蓄尿障害は、過活動膀胱や前立腺肥大症だけでなく、まれに「間質性膀胱炎」という病気によることもあります。その場合は、薬や食事療法などの治療が中心になります。

Q 77

夜間頻尿で「手術」をすることもあるの？

A はい、重度の過活動膀胱などからくる場合などはあり得ます。

夜間頻尿の治療は、薬やセルフケアが中心ですが、場合によっては手術をすることもあり得ます。

たとえば「過活動膀胱」によって夜間頻尿が起こっていて薬では改善がみられない重度の場合は、膀胱壁内にボツリヌス菌の毒素製剤を注入する「ボツリヌス毒素注入法」が行われることもあります。ボツリヌス毒素を注入することで、膀胱の筋肉がゆるむため、多くの尿をためられるようになります。重症の過活動膀胱の人には、「仙骨神経刺激法」という心臓のペースメーカーのような装置を体内に埋め込む治療法もあります。

男性の場合、「前立腺肥大症」と診断され、薬を使用しても症状が軽減されない重症の場合は、手術を行うこともあります。大きくなった前立腺を、物理的に切除する手術です。

ただ、これらはあくまでも薬の効果がみられなかった場合の治療なので、いきなり手術することはありません。

Q78 「膀胱炎」が原因の場合の治療法はどんなもの？

A 間質性膀胱炎が原因の場合は、薬や食事療法があります。

夜間頻尿の原因のひとつである「膀胱にうまく尿をためられないこと」は、多くが「過活動膀胱」や「前立腺肥大症」といった病気によるものですが、それらの病気と間違われやすい病気に「間質性膀胱炎」があります。過活動膀胱や前立腺肥大症と比べると数は少ないですが、まれにこの病気が隠れている場合があります。

間質性膀胱炎は、膀胱の粘膜層が壊れ、その下の粘膜下層（間質）で炎症が起こる病気で、昼間の頻尿や夜間の頻尿を引き起こすことがあります。**尿が膀胱にたまったときに膀胱が痛くなり、排尿後にその痛みが楽になる場合は、間質性膀胱炎が疑われます。**

治療としては、抗コリン薬や抗アレルギー薬など複数の薬を併用しますが、それで改善されない場合は、膀胱水圧拡張術という手術を行う場合もあります。また、その他に食事療法もあります。コーヒー、紅茶、チョコレート、アルコール、トマト、柑橘類、香辛料といった食品をなるべく控えるようにすることで、症状の軽減が期待できます。

Q
79

「眠りが浅いことが原因」の治療はどういうもの？

A 不眠には、加齢によるものや病気によるものなど、いろいろな原因があるので、それに合わせた対策や治療を行います。

夜間頻尿の原因のひとつに「眠りが浅いこと」がありますが、ではなぜ眠りが浅くなるかというと、それにも複数の原因が考えられます。治療法はどんな原因かによって変わってきます。

まず一番多いのは、加齢によって睡眠のリズムが変わって眠りが浅くなり、夜に目が覚めてしまうことです。この場合、朝はなるべく決まった時間に起きる、日中はしっかり日光を浴びる、夕方に軽い運動を行うなど、**ちょっとした生活習慣を変えるだけで夜の眠りが深くなり、起きにくくなることがありますので、まずは、こうしたセルフケアから試してもらいます（↓Q39）。**

それでも改善しない場合は睡眠薬が使われます。ただし睡眠薬だけに頼るのではなく、生活習慣の改善も合わせて行うことが大事で、生活習慣がしっかり改善されていないと睡眠薬の効果が十分に発揮されないこともあります。

また、睡眠障害と呼ばれる病気の影響で眠りが浅くなっている場合もあります。たとえば「睡眠時無呼吸症候群」という病気は寝ている間に呼吸が10秒以上止まってしまったり、呼吸が弱くなってしまったりする病気で、睡眠中のいびきが激しくなったり、何度も目覚めてしまう症状が現れます。治療法はいくつかありますが、その中のひとつに「CPAP療法」と呼ばれる、鼻マスクを装着してマスクにつながった機械から空気を送り込むことで呼吸を改善させる方法があります。

その他の睡眠障害としては、睡眠中に片足もしくは両足がピクピク動く不随意運動が周期的に起きて不眠の原因となる「周期性四肢運動障害」や、横になるとおもに脚にむずむずする、ぴりぴりする、かゆい、痛いなどの不快感が現れる「むずむず脚症候群」などが挙げられます。この2つの病気に対する治療は基本的には薬が中心となりますが、症状を悪化させるカフェイン、アルコール、ニコチンを避けることや、鉄分不足を解消するなど、日常生活でのセルフケアが有効な場合もあります。

これらの睡眠障害の治療は、基本的に睡眠の専門医が行います。夜間頻尿に困っていて、これらの症状に当てはまる場合は、ぜひ専門医を受診してください。

Q80

治療をすると、どのくらいで効果は出るの？

A 薬の場合は1～2週間で効果が出ることが多いです。

夜間頻尿で適切な治療をすると、早く効果が出る場合もあります。**とくに意外とシニアに多い「水分のとりすぎ」によって引き起こされている場合は、水分摂取を控えれば、すぐにトイレに行く回数が減ることがあります。**

過活動膀胱と前立腺肥大症のように薬で治療する場合は、1～2週間服用すると、改善することが多いです。

また、「夕方の足上げ」や「弾性ストッキング」といったセルフケアは、薬のようにすぐに効果が出ないことが多く、1～2か月かかる場合もあります。セルフケアは続けることが一番大事なので、**夜トイレに起きる回数を毎回メモして変化を確認したり、これまでの習慣の「ついで」に行ったりするなど、長続きする工夫をしてみてください。**

なお、薬をのんでいてなかなか改善しない場合でも、自己判断で薬をのむのをやめてしまわず、次の診察のときに医師に相談してください。

Q 81 治療すれば、夜トイレに1回も起きなくなるの？

A 3回起きていたのを1回にするのが治療の「ゴール」です。

たしかに、治療することで1回も起きずに朝までぐっすり眠れるのが一番いいと思いますが、**夜間頻尿の治療において大事なのは、睡眠不足などで日中の生活の質を落とさないようにすることなので、無理にゼロ回を目指さなくてもいいと思います。**たとえば3回起きていたのだとすると、それを1回くらいに減らすことを治療の目標としています。

過活動膀胱や前立腺肥大症といった病気の薬は、のみ続けていると平均で1回減るので、3回なら2回になります。それに加えて、セルフケアをすることで2回が1回になる、といったようなイメージです。

また、薬をのむと、「一生薬をやめられないのでは」と思い負担に感じる人もいるかもしれませんが、決してそんなことはありません。トイレに起きる回数が減って改善すれば薬をやめることができる場合や、秋や冬など、気になる季節だけ使うということもありますので、かかりつけ医に相談してみてください。

Q 82 要介護や認知症の人の夜間頻尿に困っている場合は…？

A まず、水をあげすぎていないか、チェックしてみてください。

要介護や認知症の人が夜中にたびたびトイレに行きたがると、家族や介護者もそのたびに起きなくてはならず、それが続くと体力的にも精神的にもつらくなってしまいます。介護負担を減らすためには、まずは水分を与えすぎていないか確認してみてください。**水分の摂取量は、食事に含まれる水分を除き、1日「体重（kg）×20〜25㎖」が目安です。**それ以上であれば、水分をあげる量を減らしましょう。塩分控えめの食事にすると、のどが渇くことが減り、水を過剰に飲まずにすむことがあります。ただし、夏の暑い日などは脱水に注意が必要です。

また、無理のない範囲で、「夕方の足上げ」をしてあげるのもおすすめです。足の下にクッションや座布団などやわらかいものを敷いて、その上に足を置き、足の高さが10〜15㎝くらいになるようにして、そのままの状態で30分間行います。股関節や腰、膝に痛みがある人の場合は時間や高さを調整して無理のないようにしてあげましょう。

第6章

薬 についての疑問11

Q

いつものんでる薬がいけないって本当？

A

他の病気の治療薬で、夜間頻尿になる場合もあります。

Q

83 夜間頻尿で薬が使われるのはどういう場合？

A 何らかの病気によって夜間頻尿が起こっている場合が多いです。

夜間頻尿の原因が左の2つの泌尿器系の病気にあてはまる場合は、最初から薬が使われることが多いです。

◎過活動膀胱《ぼうこう》

◎前立腺肥大症

また、夜の尿の量が多くて夜間多尿になっている人で、専門医が判断すれば薬が使われることもあります。

夜間頻尿の原因が、**加齢のせいで眠りが浅くなっている場合**も、まずは生活改善などのセルフケアを試してもらいますが、睡眠薬を併用することも多いです。

さらに、夜間頻尿が**高血圧や糖尿病などの病気**によって引き起こされている場合には、それらの治療薬が使われることもあります。

Q84

先生が薬を出してくれないのですが…？

A 薬より先にセルフケアを試したほうがいい場合もあります。

夜間頻尿の有効な治療は薬だけとは限りません。症状によっては、生活習慣を改善したり、セルフケアを試したりするほうが有効な場合もあります。

たとえば、シニアに多い夕方に下半身に水がたまる場合。この症状には、弾性ストッキングをはいてもらったり、夕方以降に下半身を動かす運動を行ったりなどのセルフケアのほうが薬よりおすすめできます。また、水を飲みすぎていることによる尿の多さが原因の場合は、摂取する水の量を適切にすることを心がけてもらいます。加齢などによる眠りの浅さが原因の場合も、いきなり睡眠薬をのむのではなく、朝決まった時間に起きて日中しっかり光を浴びたりといったセルフケアをまずは試してもらうことが多いです。

「つらい思いをしているのに何もしてくれないの？」と、不安を感じる人もいるかもしれませんが、**薬よりもそういったセルフケアのほうが効果的な場合があるので、安心して試してみてください。**

Q 85

過活動膀胱にはどんな薬が使われる?

A 男性と女性で違う薬を使うことが多いです。

夜間頻尿の原因が「過活動膀胱」の場合には、薬での治療が中心になります。ただ、男性の場合は前立腺肥大症の薬が使われる場合も多いです。というのも、男性の過活動膀胱は前立腺肥大症からきていることが多いからです。

女性の過活動膀胱によく使われる薬は「抗コリン薬」と「β3作動薬」です。抗コリン薬は膀胱が過剰に収縮するのを抑える薬で、強い尿意をやわらげます。副作用としては、口の渇き、便秘、尿が出にくい、眠気などがあるため、高齢者が使うには注意が必要ですが、最近は副作用の少ないものもあります。

β3作動薬は膀胱を弛緩させることでためられる尿の量を増やす薬で、副作用が少ないのが特徴です。ただ、まれに心臓の働きに影響があるので、重度の不整脈がある人には使うことができません。

Q 86 前立腺肥大症にも薬が使われる？

A よく効く薬があるので、最初から薬が使われることが多いです。

シニア男性に多い「前立腺肥大症」は、薬での治療が中心になります。ただし、薬物治療で十分な効果が得られない場合や、前立腺のサイズが大きい場合などには、手術が検討されます。また、前立腺肥大症は男性の過活動膀胱の原因になることが多いので、男性の過活動膀胱の治療に前立腺肥大症の薬が使われることもあります。

薬としては、「α1遮断薬」や「PDE-5阻害薬」が挙げられます。α1遮断薬は前立腺や膀胱の出口部分、尿道などの筋肉をゆるめ、尿の通りをよくする薬。PDE-5阻害薬は、前立腺や尿道の筋肉をゆるめることで血流をよくするとともに、尿の通り道を広げて尿を出しやすくする薬です。ただしこちらの薬は、狭心症や心筋梗塞の治療で硝酸薬（ニトログリセリンなど）を使っている場合には使うことができません。

これらの前立腺肥大症の薬を使っても過活動膀胱の症状が改善しない場合、過活動膀胱の薬を使う場合もあります。

Q 87

最近、いい薬ができたと聞いたけど、どんな薬？

A 「夜の尿の量が多いこと」が原因の男性だけに使われる薬です。

2019年に夜間頻尿の新しい治療薬が保険適用になりました。「デスモプレシン」という名前の薬で、尿を減らす働きがある抗利尿ホルモンと同じような働きをし、「尿の量が多い人」に効果のある薬として注目を集めています。

デスモプレシンには、腎臓で水分を血管により多く吸収させることで尿を濃くして、尿の量を減らします。とくに高齢者の低ナトリウム血症に注意する必要がありますが、副作用に注意しながら使っていくと、1～1・5回ほど排尿回数を減らすといった報告があります。**これまでは「夜の尿の量が多いタイプ」にはいい治療薬がなかったので朗報と言えます。ただし、この薬は泌尿器科の専門医による診断が必要です。**

また、この薬は臨床試験で女性への効果は確認できなかったため、女性には使われていません。夜の尿の量が多い女性には、利尿薬やセルフケアを中心にすすめられることが多いです。

Q 88

昼間に利尿薬をのむといいと聞いたけど、本当？

A はい、昼間に水分を出して、夜の尿を減らす可能性があります。

「利尿薬」とはその名のとおり尿量を増加させる作用を持つ薬で、夜間頻尿の原因のひとつである「夜の尿の量が多いこと」の治療に効果があると報告されています。前ページの**デスモプレシンは男性にしか使うことができないのですが、「夜の尿の量が多いこと」が原因の女性に利尿薬が使われることもあります。**

利尿薬は、昼間に薬の効果で体の余分な水分を尿として体の外に出してしまうことで、夜の尿の量を減らす働きがあります。利尿薬には薬の効果が長いものと短いものがありますが、夜間頻尿には昼間の間になるべく尿を出してしまうために、薬の半減期が短く、昼だけ効果が出る薬が使われます。実際に利尿薬を就寝6～8時間以上前に投与することで、夜間多尿を原因とする夜間頻尿を改善したという報告もあります。

なお、利尿薬は市販品もありますが、のむときは自己判断でのむことは避けて、かかりつけ医の指示に従いましょう。

Q89 セルフケアを試したいので薬をやめたいのですが…？

A 排尿日誌をつけて、かかりつけ医に相談してみてください。

「薬の効果が出ないのでセルフケアを試してみたい」と、今のんでいる薬をやめたいと思っている人もいるかもしれません。たしかに薬よりもセルフケアや生活改善のほうが効果的なタイプの夜間頻尿もありますので、気になる人はかかりつけ医に相談してみてください。

自己判断でやめるのは避けてください。

たとえば加齢によるふくらはぎの筋肉の衰えが「夜の尿の量の多さ」の原因になっている場合は、薬ではなく、おすすめのセルフケアをすることのほうが効果的ですが、原因がひとつとは限りません。複数の要因が絡み合っていて、セルフケアだけでは改善できない人もいます。たとえば過活動膀胱もある人だと、薬をやめたことで夜間頻尿の症状がひどくなる場合もあります。どういう原因が隠れているかは排尿日誌をつけるとわかりますので、薬をやめてセルフケアを試したい人は、**まずは排尿日誌をつけて、かかりつけ医に薬をやめたい理由を相談してみてはいかがでしょうか。**

Q 90 高血圧の薬をのんでいますが、どうすればいい？

A 薬の種類を変えることがあるので、かかりつけ医に相談を。

じつは高血圧の治療に使われている薬の中で、夜間頻尿を引き起こすものがあります。その薬は「カルシウム拮抗薬」という名前で、高血圧の治療では一般的に使われているものです。

日本人に多い、食塩をためこむタイプの高血圧の人は、血圧を上げて尿をつくり体の余分な食塩を体の外に出そうとします。しかし、カルシウム拮抗薬は血管を広げて血圧を下げる薬なので、薬が効き続けている間は血圧が下がり、その間に十分な尿がつくれず塩分を体の外に出しきることができません。すると体は、残った食塩を夜になってからも尿として体の外に出そうとするため、夜の尿の量が増える原因になります。

では、どうすればいいかと言うと、**尿をつくって血圧を下げる働きがある「降圧利尿薬」を朝や午前中にのんで、日中に食塩を体から尿として出してしまえばいいのです。**高血圧で夜間頻尿に悩んでいる人は、かかりつけ医に相談をしてみてください。

Q 91

糖尿病の薬をのんでいますが、どうすればいい?

A 夜間頻尿があることをかかりつけ医に相談してください。

糖尿病という病気そのものも夜間頻尿を招きやすいですが、じつは糖尿病の治療薬の中にも夜間頻尿を引き起こすものがあります。それは「SGLT2阻害薬」という種類の薬で、糖分を尿で排出する働きがあります。そのため、薬が効いている間は体で尿がつくられます。薬が昼間だけ効いている分には問題ありませんが、その効果が夜まで続いた場合、糖を出すために夜も尿がつくられるため、尿の量が増えて夜間頻尿の原因になってしまうのです。

SGLT2阻害薬には、薬の効果の半減期が短いものと長いものがありますが、半減期が長いものだと夜まで効果が続いてしまう可能性があります。

夜間頻尿に悩んでいてこの薬をのんでいる人は、半減期が短いものに変更できないかをかかりつけ医に相談してみることをおすすめします。

Q92 夜間頻尿を引き起こすことがある薬をまとめて教えて?

A 左の薬をのんでいて夜間頻尿に困っている場合は医師に相談を。

副作用などで夜間頻尿が起こる場合があるのは、おもに左の薬です。

◎高血圧……カルシウム拮抗薬、利尿薬
◎糖尿病……SGLT2阻害薬
◎心不全など……利尿薬
◎胃痛、腹痛など……抗コリン薬
◎統合失調症など……クロルプロマジン

利尿薬、SGLT2阻害薬は尿の量を多くする働きが、カルシウム拮抗薬は夜間塩分を出す働きが夜間頻尿を引き起こすので、のむ時間や種類を変えるなどで改善することがあります。抗コリン薬とクロルプロマジンは、口が渇くので水分のとりすぎになり、夜間頻尿になることもありますが、薬の種類を変えることができる場合が多いです。

これらの薬をのんでいて夜間頻尿に困っている場合はかかりつけ医に相談してください。

Q 93

睡眠薬を長年のんでるけど、依存したりしない？

A 睡眠薬の量が増えていなくて、眠れているなら問題ありません。

夜間頻尿で通院している泌尿器科や内科から、たとえば、過活動膀胱や前立腺肥大症などの薬と一緒に睡眠薬を処方されている場合もあるかもしれません。人によっては、睡眠の専門医ではないかかりつけ医から出された睡眠薬をずっとのんでも大丈夫か、依存したりしないかと、不安を感じているかもしれません。

たとえば、お酒を飲む人が日々飲んでいるうちにだんだん酔わなくなって、量が増えていき、依存状態になることがあると思いますが、睡眠薬も同じように、のんでいるうちにだんだん効かなくなって服用量が増えていっていると、ある種の依存状態になっている可能性もあります。

ただ、**薬の量が増えていなくて眠れているなら、のみ続けて問題ありません。もし、効果が感じられず量が増えている場合は睡眠の専門医への相談が必要です。**

第7章

日常生活についての疑問11

Q

お風呂に入るおすすめの時間は？

A

寝る直前ではなく、
夕方がおすすめです。

Q 94

食べないほうがいい食べ物があったら教えて？

A 夕食では「みそ汁」や「たくさんの野菜」は控えたほうがいいです。夕食後の「フルーツ」や「お茶」も注意が必要です。

健康を維持するためには、1日3食、バランスよく食べることが大切です。しかし、夜間頻尿の症状でお困りの人は、時間帯によっては避けたほうがいい食べ物もあります。

まず、**塩分の多い食べ物には注意が必要です。** 塩分をとりすぎると、体から余分な塩分を出すために尿の量が増えます。すると、体内の水分量が不足するのでのどが渇き、水をたくさん飲んで、ますます尿の量が増えるという悪循環に陥ります。

よく食べる塩分の多いものといえばみそ汁です。何杯も飲んだり、濃い味付けになったりすると、夜間頻尿を悪化させてしまいます。とくに夕食のみそ汁は、夜の尿量を増やすことにつながりやすいので、**「みそ汁は朝と昼だけ」と決めるのもコツのひとつです。**

また、健康のために野菜たっぷりの食事を心がけているという人もいますが、夕食に限って言えば、これもあまりおすすめできません。野菜はたくさん水分を含んでいて、食べすぎれば水をたくさん飲んだのと同じことになり、尿量の増加につながるからです。**野菜はぜひ朝と昼にたっぷり食べてください。**

野菜と同じ理由で、**夕食以降はフルーツの食べすぎにも要注意です。**たとえば、冬であれば、夕食後にテレビを見ながら、気づいたらみかんを3個も4個も食べてしまっているということもあるのではないでしょうか？　しかし、これでは寝る前に相当な水分をとっているのと同じことなので、夜間頻尿に悩む人はできるだけ控えるようにしてください。

カフェインを含む緑茶や紅茶、コーヒーなども、夕方以降はなるべく飲まないことをおすすめします。体内の水分を尿として排出する作用があるため、飲んだ以上に尿が出てしまいます。カフェインは眠りの妨げにもなるので、少しの尿意で起きやすくなり、夜間頻尿の症状が悪化してしまう可能性もあります。こうした飲み物は朝や昼間に飲むよう心がけてください。カフェインが含まれていないお茶としては、麦茶やルイボスティーがあります。その他、最近はカフェインが含まれていないコーヒーやお茶もスーパーで売っていますので、選択肢のひとつとして考えるのもいいかもしれません。

なお、「間質性膀胱炎《ぼうこうえん》」という病気が夜間頻尿を引き起こすこともあり、この場合は辛い物などの刺激物や柑橘類は膀胱を刺激するので、注意が必要です。

Q
95
「薄味」は嫌いなんですが、減塩の上手なコツってある？

A はい、粒マスタードやカレー粉、お酢やごま油といったものをうまく使うと、味気なさを感じずに、おいしく減塩できます。

夜間頻尿の対策としてとても大事な「減塩」。でも、わかってはいるけれどなかなか実践できない人や長続きしない人も多いのではないでしょうか。その一番の理由は、塩分が薄いと味気なくておいしくないからだと思いますが、じつは、塩分を控えても味気なさを感じずに、おいしく食べるコツがあります。

それは、**「香り」や「辛み」や「酸味」を料理に上手に使うこと。それらが減塩料理の物足りなさを補ってくれます。**

具体的には、香りなら大葉やみょうがといった香味野菜やレモン汁やごま油がおすすめ。香りづけとして調理の最後に足すと、風味がよくなって薄味でもおいしく感じられます。また、辛みは唐辛子やカレー粉、酸味ならお酢がおすすめです。卓上にそれらを置いておいて、味が物足りないなと思ったら、しょうゆや塩ではなく、まずはそれらをかけてみる

減塩料理におすすめの調味料など

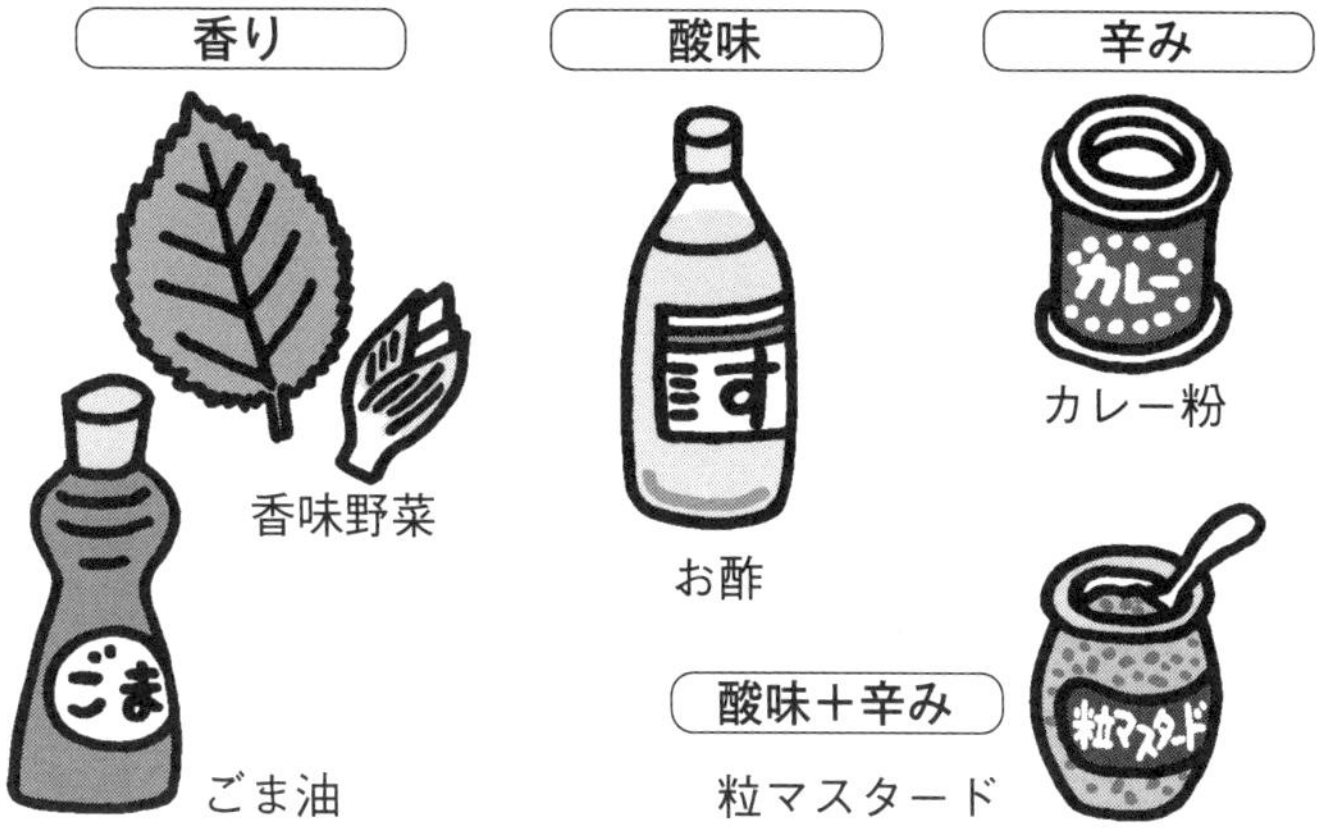
香り
酸味
辛み
す
カレー
カレー粉
香味野菜
お酢
ごま
酸味＋辛み
粒マスタード
ごま油
粒マスタード

のが減塩のコツです。

「お酢＋カレー粉」など、酸味と辛みを組み合わせるのもおすすめ。ゆでただけの野菜に付けて食べると、塩を一切使っていないのにとてもおいしいです。酸味が得意でない人は少し砂糖を加えてもOK。**粒マスタードは、酸味と辛みのバランスがいいので重宝します。キャベツなどのゆでた野菜と和えるだけで簡単に減塩料理が作れます**し、肉料理の下味としてもみこむと、味に深みが出て満足感を高めてくれるので、とても役立ちます。

こういったものに向いているのは「水分をあまり使わない料理」です。水分を多く使う汁物や煮物は味が凝縮しにくく難易度が高いので、最初は焼き物、炒め物、和え物といった料理でこれらのコツを試してみるのがおすすめです。

Q
96
減塩のためにとくに気をつけたほうがいい食べ物は？

A
「カップラーメン」と「インスタントラーメン」です。日本人はとくにこの2つから食塩を多くとっていることがわかっています。

減塩のための調理のコツは前ページでお伝えしましたが、手作り料理だけでなく、加工品を食べることだってあると思います。そのときに気をつけたいのが、カップラーメンやカップ焼きそば、インスタントラーメンです。

国立研究所が私たち日本人はどんな食品から食塩を多くとっているかを調べたところ、1位はカップラーメンやカップ焼きそばなどのカップ麺で、1日当たり平均で5・5グラムの食塩を摂取していたことがわかりました。2位が袋に入ったインスタントラーメンで、1日平均5・4グラム。3位以下を大きく引き離してダントツなので、要注意です。

ただし、食べたいものを一切食べないようにするのはストレスになって長続きしづらいもの。**さきほどの食塩のグラム数はスープを飲み干した場合なので、食べる場合にはスープをなるべく多く残すのが減塩のコツです。**

日本人が食塩を多くとっている食品

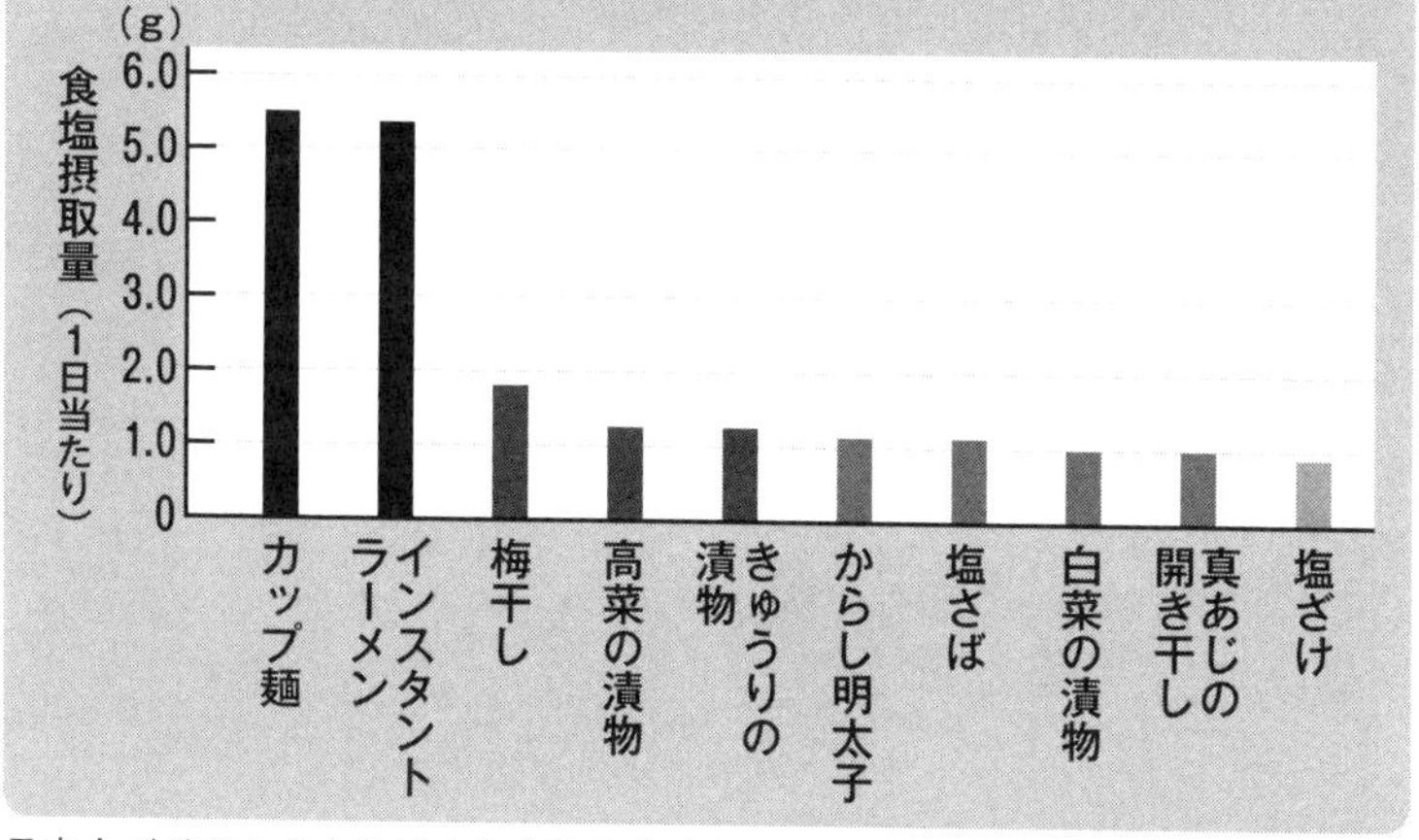

日本人がどのような食品から食塩を多くとっているかを調査した結果。私たちがよく食べる身近な加工食品には多くの塩分が含まれていることがわかる。11位以下にも漬物が多いが、12位にはパンがランクインしている。

出典◎「医薬基盤・健康・栄養研究所」の報告をもとに作成

3位以下に目立ったのは漬物などの「ご飯のお供」でした。**ランキングに自分が好きなものや、よく食べているものが多く入っている人は食塩をとりすぎている可能性があるので、減塩のために食べる機会を減らすことをおすすめします。**

また、コンビニ弁当や外食はしっかり味付けしてあるため、塩分量には注意が必要です。ラベルやメニューに「食塩相当量」が書かれていることが多いので、確認するようにしましょう。厚生労働省の基準では1日の塩分摂取量は男性7・5グラム未満、女性6・5グラム未満です。中には1品でその数値を超えてしまうものもあるので要注意です。

Q 97

お酒をやめたくないです。何かいい方法はある？

A 自分にとっての「適量」を見つけつつ、おつまみは減塩で。

お酒を飲むと尿がたくさんつくられるので、控えるに越したことはありません。しかし、これからご紹介するポイントに気をつければ、「禁酒」という極端な方法までは必要ないかもしれません。

まず大切なのは自分にとっての適量を見つけることです。夜中トイレに3回起きてつらかった人なら、**「飲む量を半分くらいにすると1回ですんで楽になるから、自分にとっての適量はこれくらい」といった、自分なりの目安を作っておくこと**が大事です。

また、お酒そのものだけでなく、一緒に食べるおつまみも、じつは夜間頻尿に影響します。しょっぱいおつまみを食べるとお酒がすすんで尿の量が多くなります。さらに、塩分が多くなると体が余分な塩分を排出しようとして、尿の量が輪をかけて増えてしまいます。お酒を飲むときは、おつまみは塩分を控えめにすることと、適量を飲むことを意識してみてください。

Q 98 ノコギリヤシなどのサプリって効果があるの？

A 「効いている」と感じるなら、のんでも構いません。

ノコギリヤシは米国東部原産のヤシ科の植物で、前立腺肥大症などの尿トラブルに効果があるとも言われています。ドラッグストアやテレビのCMで、ノコギリヤシに代表されるような尿トラブルにいいとされるサプリメントを見て、試したいと思ったことがある人もいるかもしれません。サプリメントは、効果の出方や感じ方に個人差がありますので、のんでみて「効いている」と実感できるならのみ続けて構わないと思います。

ただ、**サプリメントは、病院で処方される薬のように多くの人に効果があると実験で確認されているわけではありませんし、高額な商品もあるので、効果を感じなければあまりおすすめできません。**

夜間頻尿の原因や症状の重さによっては、サプリメントを試すよりも、まず病院の処方薬で治療したほうがいい場合もあります。とくに前立腺肥大症の場合は効果のある処方薬があるので、困っているなら医療機関を受診することをおすすめします。

Q 99

頻尿に効果があると書かれている「漢方薬」は効く？

A 試してみて、効果を実感する人はのんでもいいです。

夜間頻尿に悩んでいても**「すぐに病院に行けない」、「感染症が気になるからまずは市販薬を試したい」と考える人もいると思います。その場合は、「牛車腎気丸」や「八味地黄丸」といった漢方薬を試してみるといいかもしれません。**

ただし、牛車腎気丸は過活動膀胱に、八味地黄丸は前立腺肥大症にいいとされているので、それらが原因の夜間頻尿の人でないと効果は期待できないかもしれません。

また、のんでみて夜トイレに起きる回数が減るなどの効果を実感できない場合は、のむのをやめて医療機関を受診することをおすすめします。

なお、それらの漢方薬はドラッグストアなどでも市販されていますが、病院で処方されることもあります。病院で処方してもらえれば保険が適用される場合もあるので、希望する人はかかりつけ医に相談してみてください。

Q100 ふくらはぎをマッサージするといいって、本当？

A はい、ふくらはぎがむくんでいる人にはおすすめです。

ふくらはぎのむくみは、夜間頻尿に深く関係しています。加齢などで心臓やふくらはぎの筋肉のポンプ機能が弱くなると血流が滞り、重力のせいで下半身に水分がたまってむくみになります。そのまま寝ると、夜中にそこにたまっている水分が尿として出てくるために夜の尿の量が増えてしまうので、寝る前までにふくらはぎのむくみを解消できれば、夜中のトイレ回数を減らすことにつながります。

「夕方になるとふくらはぎやすねがむくみ、朝になると引いている」という人は、マッサージによるむくみ解消が改善に役立つかもしれません。

具体的な方法としては、自分が気持ちいいと感じる強さでふくらはぎを下から上に何回かもみます。お風呂に入りながらマッサージをすると、血行が促進されやすくなり、おすすめです。マッサージをする時間帯は、ふくらはぎにたまった水分を起きている間に尿として排出することが目的なので、夕方までに行うことがポイントです。

Q 101 お風呂に入るおすすめの時間ってある？

A 「寝る直前」ではなく、「夕方に済ませる」のがおすすめです。

湯冷めしないようにお風呂は寝る直前に入るなど、入浴の習慣は人それぞれですが、シニアに多いタイプの夜間頻尿の場合は、寝る4～5時間前に入るのがおすすめです。

シニアに多いのは、夜の尿の量が増えるタイプですが、増える理由のひとつとして、日中ふくらはぎにたまった水分が、寝ている間に尿になってしまうことが挙げられます。この場合、症状の改善に向けて意識すべきは「下半身の血流アップ」です。

入浴で血流が改善すれば、ふくらはぎにたまった水分が血管に戻り、尿として出やすくなります。尿をつくるのには4～5時間かかりますので、**たとえば夜10時に寝る人なら、夕方6時くらいまでに入浴すると、寝る前に余分な水分を尿として出しきることができる**と考えられます。夜間頻尿の改善におすすめの「夕方のウォーキング」なども下半身の血流の改善が目的なので、夕方、ウォーキングしたあとにお風呂に入れば、さらに効果があると思います。

Q 102 タバコはやめないとダメですか？

A 夜間頻尿の他に持病がある人はやめたほうがいいです。

タバコが肺や気管支によくないことは知っていても、夜間頻尿との関係が思い浮かぶ人は少ないのではないでしょうか。じつは、糖尿病や高血圧などの持病があって、夜間頻尿にも悩んでいる場合は、間接的に影響することがあるので、積極的に禁煙することをおすすめします。

たとえば糖尿病になると、尿の量が増えるため夜間頻尿になる人がいます。このような人を対象とした研究では、タバコを吸っている人のほうが吸わない人よりも、夜中トイレに起きる回数が多いという報告があります。つまり、**糖尿病の人がタバコを吸うと、夜間頻尿の悪化につながると考えられるのです。**また、高血圧で夜間頻尿の症状が出ることもありますが、タバコは高血圧を悪化させる要因なので、禁煙は欠かせません。

その他には夜間頻尿とタバコの関連を示す報告は見当たらないものの、タバコは膀胱がんなどの病気のリスク要因です。健康寿命を延ばすためには、禁煙をおすすめします。

Q 103 寝るときやトイレに起きたときの注意点を教えて？

A 下半身が冷えないようにしたり、トイレまでの廊下に物を置かないようにしたりするのがポイントです。

頻尿などの尿トラブルを訴える人は寒い時期に多くなり、症状の重さについても、「秋冬になると悪化する」という人が増える傾向にありますので、**夜間頻尿に悩んでいる人は、とくに寝る前や就寝中の冷え対策が大事だと思います。**

具体的な対策としては、布団に入るまでは靴下やスリッパ、また足首を温めるレッグウォーマーや使い捨てカイロなどで下半身や足元を冷やさないようにすることです。ただし、カイロは低温やけどの危険があるので寝るときは外すように注意してください。寝ている間は、適度に温かく、リラックスできる服装を心がけましょう。腹巻や太ももまであるタイプのパンツを身に着けることも、下半身を冷えから守ります。

また、夜中トイレに行くときは、スリッパをはいたり上着をはおる、冷たい便座はお尻や太ももが冷えてしまうので便座カバーなどを使う、手を洗うときは温水を使うなど、冷えを遠ざけるためには、こうした小さな気配りの積み重ねも大切だと思います。

さらに、**夜中トイレに起きたときのために、転倒防止策を講じておくことも大切です。**夜間頻尿になると転倒しやすくなり、転んだ際に大腿骨頸部骨折のリスクが高まることも報告されています。大腿骨頸部骨折は、太ももの太い骨が股関節に近い根元のほうで折れてしまう骨折のことで、歩けなくなって寝たきりになるリスクがとても高いので、トイレに起きた際に転倒しないよう対策することはとても大切です。

また、夜トイレに起きる回数が多いほど死亡率が高いという報告もあり、ここでも夜中トイレに行くときに転倒して寝たきりになることが少なからず死亡率を押し上げる一因になっているのではないかと推測できます。

長年住んで慣れている自分の家だから大丈夫と過信せず、左のような予防策をぜひとってください。

◎トイレまでの通路に物を置かない
◎通路の明かりをつけやすくする
◎寝室をトイレと同じ階にする
◎違う階なら、階段に手すりを付ける

Q104 トイレに起きたあとに「してはいけないこと」とは？

A すぐに眠れないからといって「テレビやスマホを見る」と、さらに眠りにくくなってしまうので要注意です。

昼間の頻尿は、極端に言えばそのたびにトイレに行けば済むとも言えますが、夜間頻尿はトイレに行くたびに睡眠が妨げられるので、とてもつらいことだと思います。それでも、トイレに行ったあとにすぐにまた眠れるのなら、まだいいかもしれません。問題なのは「トイレに行って寝床に戻ったあと、なかなか眠れないこと」ではないでしょうか。

再入眠しづらい理由はいろいろありますが、トイレに起きたあとの「ある行動」で眠りにくくなってしまう場合もあります。そんな「トイレに起きたときにしてはいけないこと」はたとえば左の3つです。

◎トイレのあと、部屋の明かりをすぐに消さない
◎スマホやテレビ、パソコンを見る
◎タバコを吸う

トイレに起きたときにまず心がけたいのは、明るい光を浴びすぎないことです。「メラトニン」と呼ばれる人を眠りへと誘導するホルモンは暗いところにいるほど分泌されやすいので、光を浴びるとこのホルモンの分泌が抑制されてしまいます。とはいっても、トイレに行くまでが暗いと転倒などの事故になりかねないので、トイレをすませたあとに部屋の明かりをすぐに消して、寝床につくことが大事です。

また、トイレに起きたあとにスマホやテレビ、パソコンを見るのもＮＧです。すぐに眠れないとなんとなくスマホやテレビを見てしまうということもあるかと思いますが、スマホやテレビの光に含まれる「ブルーライト」と呼ばれる青い光も、脳を刺激してメラトニンを抑えることがわかっています。

また、タバコの主成分のニコチンはアドレナリンを分泌して覚醒してしまうので、夜間頻尿で困っている人は「起きたついでにちょっと一服」はぜひ我慢してください。

夜間頻尿は睡眠不足によって生活の質を落とすことがありますが、トイレに起きる回数は減らなくても、**起きたあとにすぐ眠れるようになると少し楽になります。起きたあとになかなか眠れないという人で右の習慣に思い当たる人は、ぜひ避けてみてください。**

時　　分	mℓ		
時　　分	mℓ		
時　　分	mℓ		
時　　分	mℓ		
時　　分	mℓ		
時　　分	mℓ		
時　　分	mℓ		
時　　分	mℓ		
時　　分	mℓ		
時　　分	mℓ		
翌日最初の排尿時間	**排尿量**	**尿もれ**	**メモ**
時　　分	mℓ		

排尿回数	**合計排尿量**	**尿もれ回数**
回	mℓ	回

メモ その日の体調や排尿について、気づいたことなど

排尿日誌

月　　日(　)

起床時刻：午前・午後　　時　　分
就寝時刻：午前・午後　　時　　分

時間	排尿量	尿もれ（○印）	メモ（水分摂取量など）
時　分	mℓ		
時　分	mℓ		
時　分	mℓ		
時　分	mℓ		
時　分	mℓ		
時　分	mℓ		
時　分	mℓ		
時　分	mℓ		
時　分	mℓ		
時　分	mℓ		
時　分	mℓ		
時　分	mℓ		
時　分	mℓ		
時　分	mℓ		

時　　分	㎖		
時　　分	㎖		
時　　分	㎖		
時　　分	㎖		
時　　分	㎖		
時　　分	㎖		
時　　分	㎖		
時　　分	㎖		
時　　分	㎖		
時　　分	㎖		
翌日最初の排尿時間	排尿量	尿もれ	メモ
時　　分	㎖		

排尿回数	合計排尿量	尿もれ回数
回	㎖	回

メモ その日の体調や排尿について、気づいたことなど

排尿日誌

月　　日（　）

起床時刻：午前・午後　　　時　　　分
就寝時刻：午前・午後　　　時　　　分

時間	排尿量	尿もれ（○印）	メモ（水分摂取量など）
時　分	mℓ		
時　分	mℓ		
時　分	mℓ		
時　分	mℓ		
時　分	mℓ		
時　分	mℓ		
時　分	mℓ		
時　分	mℓ		
時　分	mℓ		
時　分	mℓ		
時　分	mℓ		
時　分	mℓ		
時　分	mℓ		
時　分	mℓ		

※何度も使用する場合は、コピーしてお使いいただくことをおすすめします。

装丁	清水 肇（prigraphics）
本文デザイン・DTP	東京カラーフォト・プロセス株式会社
取材・文	木村 彩、濱田麻美、江頭紀子
イラスト	秋葉あきこ、幸内あけみ
校正	株式会社鷗来堂
編集担当	今井 佑

夜間頻尿
第一線で活躍する専門家が教える
朝までぐっすり！ 自宅ケアBOOK

編　者	主婦と生活社ライフ・ケア編集部
編集人	新井 晋
発行人	倉次辰男
発行所	株式会社 主婦と生活社 〒104-8357　東京都中央区京橋3-5-7 TEL 03-3563-5136（編集部） TEL 03-3563-5121（販売部） TEL 03-3563-5125（生産部） https://www.shufu.co.jp/
製版所	東京カラーフォト・プロセス株式会社
印刷所	共同印刷株式会社
製本所	小泉製本株式会社

ISBN 978-4-391-15566-2